（2019-nCoV）

协和新型冠状病毒肺炎
防护手册

《协和新型冠状病毒肺炎防护手册》编辑组 编
中国医学科学院北京协和医学院专家组 审定

特别鸣谢（按姓氏拼音排序）：
中国医学科学院基础医学研究所　万霞
中国医学科学院北京协和医学院公共卫生学院　尤莉莉
中国医学科学院北京协和医院感染科　张黎

U0255604

 中国协和医科大学出版社

图书在版编目（CIP）数据

协和新型冠状病毒肺炎防护手册/《协和新型冠状病毒肺炎防护手册》编辑组编 . —北京：中国协和医科大学出版社，2020.2

ISBN 978-7-5679-1499-5

Ⅰ.①协…　Ⅱ.①协…　Ⅲ.①日冕形病毒—病毒病—肺炎—预防（卫生）—手册　Ⅳ.①R563.101-62

中国版本图书馆CIP数据核字（2020）第020491号

协和新型冠状病毒肺炎防护手册

主　　编：《协和新型冠状病毒肺炎防护手册》编辑组
责任编辑：雷　南　李元君
出版发行　中国协和医科大学出版社
　　　　　（北京东单三条九号　邮编100730　电话65260431）
网　　址：www.pumcp.com
经　　销：新华书店总店北京发行所
印　　刷：北京新华印刷有限公司

开　　本：889×1194　　1/32
印　　张：3.25
字　　数：32千字
版　　次：2020年2月第1版
印　　次：2020年2月第1次印刷
定　　价：22.00元

ISBN 978-7-5679-1499-5

前 言 | FOREWORD

2019 年 12 月以来，湖北省武汉市陆续发现了多例新型冠状病毒感染引起的以肺部病变为主的新型传染病患者。随着疫情的蔓延，我国其他地区及境外也相继发现了此类病例。该病毒感染临床特征是发热、干咳、气促、外周血白细胞一般不高或降低、胸片有炎症性改变等。世界卫生组织（WHO）确认并将其病原体命名为 2019-nCoV，属于 β 属的新型冠状病毒，2020 年 1 月 31 日将其定为国际公共卫生紧急事件（Public Health Emergency of International Concern，PHEIC）。

为了增进大众及有关行业人员对新型冠状病毒肺炎这一新型疾病的认识和理解，指导个人预防，降低传播风险，科学防疫，我社紧急组织有关专家编撰了《协和新型冠状病毒肺炎防护手册》一书。中国医学科学院北京协和医学院院校长王辰院士在百忙之中，审读全稿，并给予许多具体的指导。全书内容分为认识新型冠状病毒肺炎，症状、就医、隔离、治疗，预防措施，特殊人群预防，心理支持，新型冠状病毒肺炎防护的营养运动建议共六部分，为大众解答在抗击新型冠状病毒肺炎过程中的疑惑。

在新型冠状病毒肺炎疫情防控的过程中，老人、儿童和孕产妇是需要特别关注的群体。因此我们对这些人群的防护措施做了专门阐述，希望能有所助益。

由于编写时间仓促，且随着对疾病认知的加深，内容或有不妥之处，请以电子版最新版本为主。如有错误，欢迎指正。

扫描二维码
获取最新电子版

目　录 | CONTENTS

第一章

认识新型冠状病毒肺炎

一、新型冠状病毒简介

冠状病毒属于套式病毒目、冠状病毒科、冠状病毒属，是一类具有囊膜、基因组为线性单股正链的 RNA 病毒。病毒基因组 5′端具有甲基化帽状结构，3′端具 poly（A）尾，基因组全长 27~32kb，是目前已知的 RNA 病毒中基因组最大的病毒。冠状病毒在自然界中广泛存在，因病毒的外表存在许多小小的突起（棘突），形似花冠而得名（图1）。

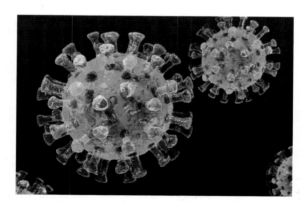

图1　冠状病毒示意图

冠状病毒仅感染脊椎动物，与人和动物的多种疾病有关，可引起人和动物呼吸系统、消化系统和神经系统疾病以及心血管系统等多个系统疾病表现。

根据系统发育树，冠状病毒可分为四个属：α、β、γ、δ，其中β属冠状病毒又可分为四个独立的亚群A、B、C、D群。动物冠状病毒包括哺乳动物冠状病毒和禽冠状病毒。哺乳动物冠状病毒主要为α、β属冠状病毒，可感染包括蝙蝠、猪、犬、猫、鼠、牛、马等多种动物。禽冠状病毒主要来源于γ、δ属冠状病毒，可引起多种禽鸟类如鸡、火鸡、麻雀、鸭、鹅、鸽子等发病。

可感染人类的冠状病毒简称人冠状病毒。迄今为止，除本次在武汉引起病毒性肺炎暴发疫情的新型冠状病毒（2019-nCoV）外，共发现6种可感染人类的冠状病毒（HCoV-229E、HCoV-OC43、SARS-CoV、HCoV-NL63、HCoV-HKU1和MERS-CoV）。其中，4种冠状病毒引起常见的人类感染，但致病性较低，一般仅引起类似普通感冒的轻微呼吸道症状；另外2种冠状病毒——严重急性呼吸综合征冠状病毒和中东呼吸综合征冠状病毒，也就是常说的SARS冠状病毒和MERS冠状病毒，可引起严重的呼吸系统疾病。据世界卫生组织（WHO）与国内专家研究确认，此次发生新型肺炎的病毒传染源为冠状病毒家族的第7名成员，暂称为新型冠状病毒（2019-nCoV）。

人冠状病毒对热较敏感，病毒在4℃下合适维持液中为中等稳定，-60℃可保存数年，但随着温度升高，病毒的抵抗力下降，如HCoV-229E于56℃下10分钟或者37℃

下数小时即可丧失感染性，SARS-CoV于37℃可存活4天，56℃加热90分钟、75℃加热30分钟能够灭活病毒。人冠状病毒不耐酸不耐碱，对有机溶剂和消毒剂敏感，75%酒精、乙醚、氯仿、甲醛、含氯消毒剂、过氧乙酸和紫外线均可灭活病毒。人冠状病毒中，SARS-CoV可于室温24℃条件下在尿液里至少存活10天，在腹泻患者的痰液和粪便里能存活5天以上，在血液中可存活约15天，在塑料、玻璃、马赛克、金属、布料、复印纸等多种物体表面均可存活2~3天。目前，新型冠状病毒室温存活时间未知，但其与SARS病毒有极大的相似度，很多地方可以类比。

新型冠状病毒和人冠状病毒性质相似，对热敏感，在56℃下30分钟就能被灭活，而75%的酒精、过氧乙酸、含氯消毒剂（氯己定除外）都能够有效地杀灭新型冠状病毒。

二、新型冠状病毒肺炎国内外流行现状

此次新型冠状病毒肺炎疫情始于武汉，之后快速扩散。截至2月2日24时，国家卫生健康委收到31个省（自治区、直辖市）和新疆生产建设兵团累计报告确诊病例17205例（北京市核减3例，江西省核减1例），现有重症病例 2296 例，累计死亡病例 361 例，累计治愈出院病例 475 例，共有疑似病例 21558 例。目前累计追踪到密切接触者 189583 人，当日解除医学观察 10055 人，共有 152700 人正在接受医学观察。累计收到港澳台地区通报确诊病例 33 例：香港特别行政区 15 例，澳门特别行政区 8 例，台湾地区 10 例。截至 2020 年 2 月 2 日，全球范围内共有 27 个国家和地区宣布发现新型冠状病毒肺炎确诊病例，总确诊病例 14569 例，死亡 305 例，治愈 346 例。

根据《国际卫生条例（2005）》，世界卫生组织总干事谭德塞博士于 2020 年 1 月 30 日（星期四）再次召集新型冠状病毒（2019-nCoV）突发事件委员会开会。北京时间 1 月 31 日凌晨，他宣布新型冠状病毒肺炎疫情构成"国际关注的突发公共卫生事件（PHEIC）"，并提出七条建议：①不建议对中国实施旅行和贸易限制，任何措施都应当以证据为基础；②支持和保护医疗系统相对脆弱的国家；③加速科研和疫苗相关研究；④共同对抗谣言和不实信息；⑤各国积极寻找预防、治疗和阻止进一步传播的计划；⑥各国积极与 WHO 分享信息；⑦所有国家共同努力，共同对抗病毒。世界卫生组织解释称，这些程序不具有约束力，但是实用的和政治的，可以涵盖旅行、贸易、检疫、检查和治疗。世界卫生组织还可以制定全球实践标准。

目前，武汉和湖北省部分地区已形成明显的社区传播，加之疾病病程早期症状较轻且存在轻症病例和无症状病例，难以及时被诊断和隔离，造成社区中传染源积累，控制疾病传播的难度加大。未来一段时间，武汉等少数湖北地区的发病患者数仍将继续增加。湖北省武汉、黄冈、孝感等地采取了暂停公共交通、停止人群聚集活动、加强社区防控、积极检测排查发热患者和强化患者收治等措施，防控工作力度得到显著加强。实施这些措施将对疫情的有效控制产生积极的影响。湖北以外的各省（自治区、直辖市）仍处于以武汉输入疫情为主的阶段，尚未出现明显的社区传播。目前，各省都启动高级别应急响应，采取强有力的防控行动，采用多种措施和技术手段，严查严控，及时发现早期隔离输入病例和密切接触者，加强社区疾病宣传及消杀工作，坚决遏制社区传播。

三、新型冠状病毒的危害性

目前，新型冠状病毒正处于流行期，人们对新型冠状病毒的各项信息尚处于逐渐发现和不断认识阶段。不能仅根据目前新型冠状病毒感染肺炎的临床表现和流行病学数据，简单将其与SARS病毒从致死率和人际间的传播能力做比较，而且，我国正处于新型冠状病毒肺炎防控紧要关头，"新型冠状病毒比SARS病毒温和"的说法，可能会令人误解，甚至削弱大众对新型冠状病毒防护的重视程度，甚至造成部分人的松懈和侥幸心理，不利于疫情控制。

我国学者发表在《柳叶刀》杂志的研究结果显示，从武汉41例2019-nCoV感染病例来看，2019-nCoV感染具有与SARS相似的呼吸系统疾病临床症状，病死率也不容小视[①]。因此，对这一正在流行的疾病危害的严重性和积极防控必须引起高度重视。

四、新型冠状病毒的传播途径

通常病毒传播有以下几种传播途径：一是飞沫传播，通过咳嗽、打喷嚏、说话等产生的飞沫进入易感黏膜表面造成感染；二是接触传播，在接触感染者接触过的东西后触碰自己的嘴、鼻子或眼睛导致病毒传播；三是空气传播，病原体能在长时间远距离散播后仍具有传染性；而最新病例研究提示，病原体也有可能通过消化道途径传播。

[①] Chan, J., Yuan, S., Kok, K., et al.(2020). A familial cluster of pneumonia associated with the 2019 novel-coronavirus indicating person-to-person transmission: a study of a family cluster. The Lancet.

对于新型冠状病毒，这几种途径的隔离防护措施都要做好。

1月21日钟南山院士指出，新型冠状病毒感染引发的肺炎存在人传人的情况，国内外相关专家及世界卫生组织也相继确认：新型冠状病毒肺炎人传人正在发生。

对于新型冠状病毒的溯源，有学者提出此次新型冠状病毒可能起源于蝙蝠。但是蝙蝠体内的病毒在正常条件下不能直接传染人类，可能通过"中间宿主"传染人类。那么中间宿主到底是谁？有科研论文和社会上的流行说法将"犯罪嫌疑人"指向蛇、豹等动物，都需要进一步去确证。

实际上，中间宿主的确定需要严谨、公认的科学流程，包括：在中间宿主中分离到可在其体内繁殖复制的病毒；分离出的病毒能够在动物模型上显示致病性及病理特征；确认该病毒在感染传播链中的位置（是通过携带病毒的动物传染人，还是已经传染病毒的人再传染动物？）等。总之，目前研究还无法确定此次新型冠状病毒的中间宿主，有待于进一步的科学研究。

第二章

症状、就医、隔离、治疗

一、症　状

新型冠状病毒肺炎以发热、乏力、干咳为主要表现。少数患者伴有鼻塞、流涕、腹泻等症状。伴有基础性疾病、年龄大的患者容易发生重症和死亡。重症病例在一周后出现呼吸困难，严重者快速发展为急性呼吸窘迫综合征、脓毒血症休克、难以纠正的代谢性酸中毒和出凝血功能障碍。值得注意的是，重症、危重症患者病程中可为中低热，甚至无明显发热。部分患者仅表现为低热、轻微乏力等，无肺炎表现，多在1周后恢复。

新型冠状病毒潜伏期在10天左右，最短1天，最长14天。最新情况表明，潜伏期具有传染性，也就是说，在个体已经感染病毒但未发病的这段时间，也有传染他人的可能性，这加大了对疫情控制的难度。

早期新型冠状病毒肺炎患者，可表现为头痛、鼻塞、打喷嚏、咳嗽等症状，与流感和普通感冒类似。但其实它们之间有明确区别（表1）。

表1　新型冠状病毒肺炎、流感、普通感冒的区别

	新型冠状病毒肺炎	流感	普通感冒
病原体	新型冠状病毒（2019-nCoV）	流感病毒	病毒、细菌、支原体、衣原体等多种病原体
主要症状	发热、乏力、干咳为主，部分患者无发热，或出现胸闷、呼吸困难等症状	高热、咳嗽、咽痛、头痛、肌肉疼痛等。流感也可引起肺炎，但是并不常见	鼻塞、流鼻涕等，多数患者症状较轻，一般不引起肺炎
是否有疫苗可预防	否	是，建议每年接种一次	否

二、就　医

（一）自己或家人有疑似症状

如果自己或家人出现：①发热（腋下体温≥37.3℃）、咳嗽、气促等急性呼吸道感染症状；②有武汉市或其他有本地病例持续传播地区的旅行或居住史，或发病前14天内曾接触过来自武汉或其他有本地病例持续传播地区的发热伴呼吸道症状的患者；③出现小范围聚集性发病时，应

前往定点医院的发热门诊就诊。

就医途中应全程佩戴口罩，避免搭乘公共交通工具，可乘坐私家车或呼叫救护车，在路上和医院尽可能远离其他人（至少1米）。就医时，应如实详细讲述患病情况和就医过程，尤其应告知医生近期的武汉旅行和居住史、肺炎患者或疑似患者的接触史、动物接触史等。就医前后，可参考第三章预防措施中"三、家庭预防措施"的"（一）居家环境"和"（二）私家车"对环境进行清洁消毒。

到发热门诊后，护士会测量体温是否超过37.3℃并询问流行病学史。对于发热且有流行病学史的患者，医生会安排血常规、肝肾功能、心肌酶、X线胸片等检查。检测结果出来后，发热门诊医生会根据结果进行判断，如果怀疑是新型冠状病毒肺炎，医院会请专家进行会诊。在此期间，发热患者会被安排隔离观察。如怀疑是新型冠状病毒肺炎，医院会把患者转诊至定点医院进行隔离治疗，并进行病原学检测。

（二）定点医院和发热门诊

定点医院和发热门诊名单可参考各省市卫生健康委官方网站发布的通知，也可在国务院客户端的小程序首页"发热门诊"栏下查询附近发热门诊、医疗救治定点医院（图2）。

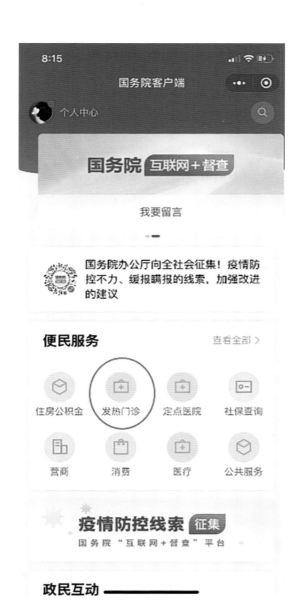

图2　国务院客户端的小程序首页"发热门诊"

（三）其他疾病患者在疫情期间的就医原则

原则上来说，疫情期间，除非必须立即就医的急危重症患者，民众应尽量少去或不去医院；如果必须就医，应就近选择能满足需求的、门诊量较少的医疗机构；如果必须去医院，可只做必需的、急需的医疗检查和医疗操作，其他项目和操作尽可能择期补做；如果可以选择就诊科室，尽可能避开发热门诊、急诊等诊室。

慢性病稳定期患者应加强自我管理，按要求治疗和管理已有慢性病。备齐药物，按时服药，密切观察所患慢性病的症状变化与病情进展，加强与医生之间的联系。高血压患者应每天测量血压。若出现收缩压≥180mmHg 和/或舒张压≥110mmHg；意识改变、剧烈头痛或头晕、恶心呕吐、视物模糊、眼痛、心悸、胸闷等危急情况之一时，请及时联系医生或到医院就诊。糖尿病患者应自我监测血糖和血压。若出现血糖≥16.7mmol/L 或血糖≤3.9mmol/L；收缩压≥180mmHg 和 / 或舒张压≥110mmHg；意识或行为改变、或有其他的突发异常情况，如视力突然骤降等状况，请及时联系医生或到医院就诊。

前往医院时，应尽可能事先通过网络或电话了解拟就诊医疗机构情况，做好预约和准备，熟悉医院科室布局和步骤流程，减少就诊时间。在前往医院的路上和医院内，患者与陪同家属均应该全程佩戴医用外科口罩或 N95 口罩。如果可以，应避免乘坐公共交通工具前往医院。随时保持手卫生，准备便携含酒精成分的免洗洗手液。在路上和医院时，人与人之间尽可能保持距离（至少 1 米）。若路途中污染了交通工具，建议使用含氯消毒剂或过氧乙酸消毒剂，对所有被呼吸道分泌物或体液污染的表面进行消毒。尽量避免用手接触口、鼻、眼，打喷嚏或咳嗽时，用纸巾或胳膊肘遮住口鼻。接触医院门把手、门帘、医生白大衣等医院物品后，尽量使用手部消毒液，如果不能及时对手消毒，则不要用手接触口、鼻、眼。医院就诊过程中，尽可能减少医院停留时间。

自医院返家后，立即更换衣服，用流动水认真洗手，衣物尽快清洗，有条件者可先行用 84 消毒液处理。若出现可疑症状（包括发热、咳嗽、咽痛、胸闷、呼吸困难、乏力、恶心呕吐、腹泻、结膜炎、肌肉酸痛等），根据病情及时就诊，并向接诊医师告知过去 2 周的活动史。

三、隔 离

居家隔离是遏制疫情的主要非药物干预和低成本的措施，自我隔离等个人防护措施是控制传染病流行的有效措施之一。

居家隔离期间，要发挥社区卫生服务中心和医院的作用。隔离者可以在家通过电话或微信，向社区医生寻求咨询和帮助。社区医生也可通过电话、微信视频等方式了解和观察隔离者的健康状况，并进行随访指导。

（一）出现疑似症状的个体

个体出现疑似症状应首先自我隔离并尽快到就近的发热门诊就诊，具体就医过程可参考"二、就医"中"（一）自己或家人有疑似症状"。

（二）密切接触者和可疑暴露者

密切接触者和可疑暴露者必须进行隔离医学观察。

密切接触者指凡与传染源（新型冠状病毒肺炎患者和病原携带者）有过密切接触并可能受感染者。包括以下几种情况：

（1）与患者共同居住、学习和工作，为同一办公室的同事或同一教室或宿舍的同学。

（2）诊疗和护理患者的医护人员、探视患者的亲属和朋友，或其他与患者有过近距离接触的人员。

（3）与患者乘坐同一交通工具，并有近距离接触的人员，包括在交通工具上照料护理过患者的同行人员（家人、同事和朋友等），以及经调查评估后认为有可能近距离接触患者的其他乘客和乘务人员。可疑暴露者指暴露于新型冠状病毒检测阳性的野生动物及其污染的物品和环境，且暴露时未采取有效防护的加工、售卖、搬运、配送或管理等人员。

自我隔离方法如下：

（1）将隔离者安置在通风良好的独立房间。如果没有独立的房间，照料者也要与密切接触者保持至少1米的距离。

（2）家庭成员进入隔离者活动空间时应佩戴口罩。拒绝家庭以外人员的探访。

（3）限制隔离者的活动范围，确保共享区域（卫生间和浴室等）通风良好。

（4）不随地吐痰，咳嗽或打喷嚏时用纸巾或袖肘遮掩口鼻。

（5）勤洗手。使用肥皂和清水洗手时，最好使用一次性擦手纸。尽量减少和避免接触密切接触者使用的用品（手机、遥控器、餐具和毛巾等）、做好公共用品（桌椅和门把手等）的消毒，推荐使用含氯消毒剂和过氧乙酸消毒剂。

（6）佩戴好一次性手套和口罩进行家庭环境清洁和消毒，每天用含氯消毒剂湿式拖地，做好垃圾的密封和处理。保持家庭环境清洁。

被观察对象一旦出现症状，特别是急性呼吸道感染的症状，包括发热、咳嗽、咽痛以及呼吸困难或腹泻，应按照以下建议立即就医：

（1）隔离者一旦出现症状，应该佩戴口罩，并与其他人保持距离1米以上（交通工具或医疗机构都应如此）。

（2）应尽量避免采用公共交通，可以叫120或开车前往医院，注意打开车窗保持通风，需要时对私家车按要求消毒。

（3）所有与发病者接触的人员和医疗人员都应该及时洗手。

（4）交通工具的任何部位被呼吸道分泌物或是体液污染，都应该进行及时消毒（1份漂白剂+99份水）。

被观察对象自最后一次与病例发生无有效防护的接触或可疑暴露后14天的观察期满，未发病者可恢复正常的学习、工作和生活。

无论是密切接触者还是可疑暴露者，一旦出现下列情况之一，立即停止在家自我隔离，及时到医院就诊：

（1）出现呼吸困难（包括活动后加重的胸闷、憋气、气短）。

（2）出现意识问题（包括嗜睡、说胡话、分不清昼夜等）。

（3）腹泻。

（4）高热超过39℃。

（5）其他家庭成员出现新型冠状病毒感染的可疑症状。

（三）患者居家隔离

每年春末冬初也是普通感冒、流感高发期，因此近一段时间内，各医院发热门诊和病房人流聚集较多，部分患者可能担心交叉感染导致的病情加重而选择自己在家隔离。确诊（包括疑似）患者需要积极到当地医院诊治。若遵医嘱在家隔离的患者，可遵循世界卫生组织建议。

有轻微症状且没有心脏病、肾衰竭等潜在慢性疾病的确诊患者居家自我隔离并接受护理期间，最好能和医务人员保持联系，全程提供居家观察的咨询和监控，直到患者康复。如条件允许，医护人员最好定期上门查看患者，必要时通过诊断测试了解其症状。如果条件有限，可每天进行患者的电话访视，确保患者症状没有恶化，有条件的患者可使用便携式指氧仪来监测指氧和心率，将监测结果告知医务人员。同时，照料的家属需要进行无菌培训，必要时提供必需的防控物资，防止感染播散到其他家庭成员，并让患者得到尽可能安全的照顾。

患者居家隔离具体方法如下：

（1）将患者安置在通风良好的独立房间，由一位固定的身体健康的家属照顾。房间内避免使用加湿器进行空气湿化。如果使用分体空调需要定期进行清洁和消毒。没有冬季供暖的地区，推荐使用没有排风送风的电暖器进行取暖。照顾者需要生活在不同房间，如果实在没有条件，在加强通风、患者和照顾者佩戴好口罩的同时，照顾者要与患者保持1米以上的距离。

（2）拒绝除照顾者之外的人探视。

（3）患者减少活动，限制居住空间，确保需要共用的空间（比如厨房和卫生间）通风良好（保持窗户持续开放）。卫生间需要保持通风，检查并尽量保证下水道为贮水、防臭、防反流的排水口。洗澡后及时通风，避免在洗澡时使用排风扇，这样可以最大限度地减少卫生间里抽吸形成气溶胶。

（4）照顾者与患者在同一房间时，都应该佩戴与面部严密贴合的口罩。如果口罩变湿或是变脏，应该立即更换。口罩使用后立即丢弃，随后进行手消毒。

（5）只要与患者接触或是进入患者房间、备餐前后、进食前、如厕后以及任何看起来手脏的时候，都要进行手消毒；任何情况下，出患者房间后应立即进行手消毒。

（6）如果双手看起来干净，可以使用含酒精的液体消毒剂来消毒（在室内使用时一定要远离火源）。如果手看起来不干净，则需要使用肥皂和流水清洁，之后最好使用一次性的纸巾擦干双手。

（7）所有成员进行呼吸道隔离。在咳嗽或是喷嚏时，使用医用口罩、面罩或是纸巾来覆盖，随后洗手。及时丢弃遮盖口鼻的一次性物品，或是及时清洁（使用肥皂清洗手帕）。

（8）不要直接接触身体的分泌物，特别是痰液和粪便。使用一次性手套进行口腔和呼吸道护理，处理尿便和其他废物。在摘掉手套后也需要洗手。

（9）接触过患者的手套、纸巾、口罩以及其他废物都应该放在患者房间专用的垃圾袋里面，标记为污染物，封口后再丢弃。

（10）照顾者不要共用任何可能导致感染的物品，包括公用牙刷、吸烟、餐具、饮料、毛巾、衣物以及床上用品。餐具经过洗涤剂清洗和消毒后才可以再次使用。

（11）定期消毒：房间内的餐桌、床头桌、卧室家具等台面：每天用稀释后的漂白消毒剂（1份漂白剂+99份水）清洁。卫生间盥洗室台面：用稀释后的漂白消毒剂（1份漂白剂+99份水）清洁，每天至少一次。患者的床单、被罩、衣物应以60～90℃的水清洗并彻底烘干。注意：在清洁和处置台面、清洗衣物以及处理分泌物时，需要佩戴一次性手套，穿防护服。摘除手套后应尽快丢弃并洗手。

（12）患者的各种排泄物或分泌物都有可能会传播病毒，除了飞沫、痰液等，还需要注意粪便、尿液和呕吐物。有条件时最好能使用消毒片剂（如84消毒片剂）混合作用2小时后再排入下水道。使用抽水马桶冲水时需盖上马桶盖，同时尽量避免倒水冲洗马桶的行为。不论何时，处理完病人的排泄物或呕吐物，需要立即洗手。

患者的症状完全消失后至少7天（越长越安全）和/或间隔24小时的2次RT-PCR检测均阴性后可解除隔离。

如果患者出现以下症状，应解除隔离并尽快前往医院：

（1）出现呼吸困难（包括活动后加重的胸闷、憋气、气短）。

（2）出现意识问题（包括嗜睡、说胡话、分不清昼夜等）。

（3）腹泻。

（4）高热超过39℃。

四、治　疗

（1）可参见北京协和医院关于"新型冠状病毒肺炎"诊疗建议方案最新版。

（2）可参见国家卫生健康委"新型冠状病毒肺炎诊疗方案"最新版。

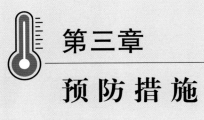

第三章

预防措施

一、通用预防措施

（一）佩戴口罩

戴口罩是预防新型冠状病毒肺炎等呼吸道传染病的重要手段之一。

什么样的口罩有用？

不要选择：纸质口罩、棉布口罩、海绵口罩、活性炭口罩。

可以选择：医用外科口罩、N95型口罩（图3）。

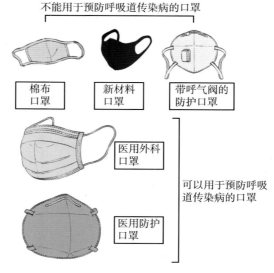

图3　各种口罩示意图

何时佩戴口罩？

外出与他人有接触时，都应佩戴口罩。尤其去医院看病、乘坐公共交通工具、需要在相对密闭或人多的空间中停留较长时间时，更应合理佩戴口罩。

如何选择口罩？

一般人群：普通民众、公共交通司乘人员、出租车司机、环卫工人、公共场所服务人员等在岗期间建议使用医用外科口罩，有条件且身体状况允许的条件下，可佩戴KN95/N95及以上颗粒物防护口罩。

特殊人群：可能接触疑似或确诊病例的高危人群，原则上建议佩戴医用防护口罩并佩戴护目镜。某些心肺系统疾病患者，佩戴前应向专业医师咨询，并在专业医师的指导下选择合适的口罩。

什么是医用外科口罩？

先看产品外包装上的标识，产品性能需要符合 YY 0469—2011。外包装明确注明医用外科口罩。医用外科口罩分3层，外层有阻水作用，可防止飞沫进入口罩至里面；中层有过滤作用，口罩的细菌过滤效率应不小于95%；近口鼻的内层用于吸湿（图4）。

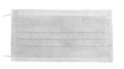

口罩外侧

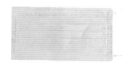

口罩内侧

图4 医用外科口罩
内外侧示意图

怎么佩戴口罩?

佩戴步骤（图5）：①在佩戴医用外科口罩前，应先查看其是否在有效期内。②鼻夹侧朝上，深色面朝外（或褶皱朝下）。③上下拉开褶皱，使口罩覆盖口、鼻、下颌。④将双手指尖沿着鼻梁金属条，由中间至两边，慢慢向内触压，直至紧贴鼻梁。⑤适当调整口罩，使口罩周边充分贴合面部。

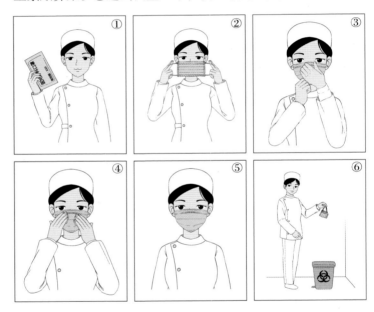

图5　佩戴医用外科口罩步骤示意图

佩戴医用防护口罩步骤（图6）：①检查口罩有效期及外包装。②手持口罩扣于面部，凸面朝外，鼻夹侧朝上。③先套下系带，再套上系带。④双手指尖向内触压鼻夹，并逐渐向外移动，为鼻夹塑形。⑤调整鼻夹及系带，直至吹、吸气时均不漏气。⑥污染、破损及超说明使用时限时更换，拎住系带弃于医疗（黄色）垃圾桶。

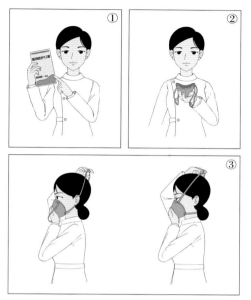

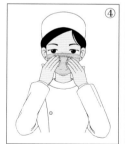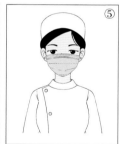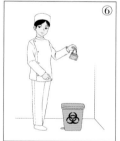

图6　佩戴医用防护口罩步骤示意图

特殊人群如何佩戴口罩?

①孕妇佩戴防护口罩，应注意结合自身条件，选择舒适性比较好的产品。②老年人及有心肺疾病慢性病患者佩

戴后会造成不适感，甚至会加重原有病情，应寻求医生的专业指导。③儿童处在生长发育阶段，其脸型小，应为其选择儿童防护口罩。

多长时间更换一次口罩？

如口罩被分泌物弄湿或弄脏，防护性能降低，建议立即更换。公众佩戴口罩，不必用一次换一次，可以根据清洁程度，决定是否使用更长时间。

使用后的口罩如何处理？

佩戴后，应该按正确方法摘下口罩（图7）。不建议重复使用一次性口罩。如果反复多次使用，除了口罩的防护效果可能下降外，口罩外层积聚的灰尘、细菌、病毒等可能会污染内面，造成感染。如果在可使用时效内，且由于某些特殊情况必须重复使用时，不要直接将口罩摘下来后塞在口袋或包里，应叠好（接触口鼻的一面朝里折叠）放在清洁的自封袋中，以免口罩内面被外面污染。摘下口罩后应及时洗手。

健康人群佩戴过的口罩，没有新型冠状病毒传播的风险，一般在口罩变形、弄湿或弄脏导致防护性能降低时更换。健康人群使用后的口罩，按照生活垃圾分类的要求处理即可。

疑似病例或确诊患者佩戴的口罩，不可随意丢弃，应视作医疗废弃物，严格按照医疗废弃物有关流程处理，不得进入流通市场。

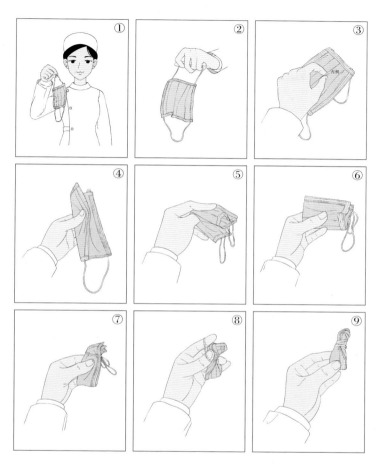

图7 摘下医用外科口罩示意图

此外，口罩绝不能用水或酒精清洗后重复使用。不建议剪碎处理，因为飞沫可能会污染剪刀。也不要用开水烫口罩，操作过程中反而会增加病毒感染风险。

（二）勤洗手，必要时进行手消毒

勤洗手、用正确的方法洗手可以有效切断病毒的传播途径，因此非常必要。

在咳嗽打喷嚏后、接触外人或护理患者前后、准备食物前中后、用餐前、上厕所后、接触动物、处理垃圾后、户外运动、作业、购物、接触钱币后都应该及时洗手。若手上脏污不可见，可使用含有酒精成分的免洗洗手液。减少接触公共场所的公用物品和部位；在不确定手是否彻底清洁时，尽量避免用手接触口、鼻、眼。

洗手一定要用流动水，不要用盆水，搓揉时间至少要20秒。不能只用清水洗手，要用肥皂或洗手液才能有效去除病原菌。如果使用肥皂，肥皂应保持清洁和干燥。最好使用一次性包装的洗手液，如使用替换装，每次分装前要将容器清洁消毒；当皂液有混浊或者变色时，应更换。如果使用含酒精成分的免洗洗手液，请留意产品说明中"开瓶后使用"的有效期，一般开瓶后的使用期限不超过30天；洗手后不要在衣服上"蹭"干，提前准备好干手巾或烘干机。

洗手步骤要正确（图8）：①在流动水下淋湿双手。②取适量洗手液（肥皂）均匀涂抹至整个手掌、手背、手指和指缝。③认真搓双手至少15秒，具体操作如下：

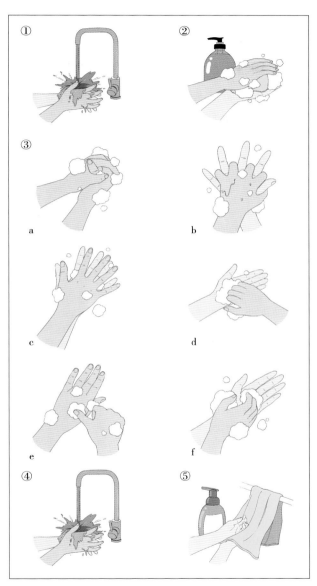

图8　正确洗手步骤图

a. 掌心相对，手指并拢，相互揉搓；b. 手心对手背沿指缝相互揉搓，交换进行；c. 掌心相对，双手交叉指缝相互揉搓；d. 弯曲手指使指关节在另一手掌心旋转揉搓，交换进行；e. 右手握住左手大拇指旋转揉搓，交换进行；f. 将五个手指尖并拢放在另一手掌心旋转揉搓，交换进行。④在流动水下彻底冲净双手。⑤擦干双手，取适量护手液护肤。

（三）勤通风，保持清洁的居住工作环境

勤开窗，多通风，每日通风 2 ~ 3 次，每次不少于 30 分钟，需注意室内外温差大而引起感冒及人群的适应性。有条件的家庭也可以使用循环风空气消毒机，使用时建议在关闭门窗的情况下使用。空调过滤器、过滤网应每月清洗消毒。消毒方法可用有效氯含量为 250mg/L 的含氯消毒溶液喷洒至湿润，作用 30 分钟。对不同环境的清洁消毒方式可参考本章第三、四、五、六部分相关内容。

二、个人预防措施

（1）减少不必要的外出，尤其春节期间，应少走亲访友和聚餐，取消外出旅游、探亲等计划，尽量在家中休

息；尽量避免到封闭、空气不流通的公众场合和人群密集场所，如：商场、车站、影院、网吧、展览馆等。

（2）外出时请佩戴口罩，佩戴口罩相关事项可参见本章"一、通用预防措施"中"（一）佩戴口罩"相关内容。

（3）勤洗手。洗手事项可参见本章"一、通用预防措施"中"（二）勤洗手"相关内容。

（4）勤通风。具体事项可参见本章"一、通用预防措施"中"（三）勤通风"相关内容。

（5）咳嗽、喷嚏时，要用纸巾、衣物遮挡口鼻（图9），不随地吐痰。

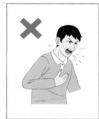
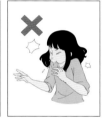
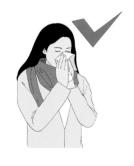
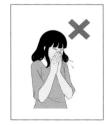
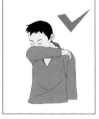

图9 打喷嚏示意图

（6）减少与他人的共用物品，包括牙刷、餐具、饭菜、饮料、毛巾、浴巾、床单等。定期消毒餐具、家具、地板等，勤晒衣被。

（7）不接触、购买和食用野生动物（即野味）；避免前往售卖活体动物（禽类、野生动物等）的市场。

（8）家中备置体温计、医用外科口罩或 N95 口罩、家用消毒用品等物资。

（9）休假期间，清淡饮食，注意营养，适当运动。

（10）若出现疑似症状，如发热、乏力、咳嗽、咽痛、胸闷、呼吸困难、乏力、腹泻，要及时到就近医疗机构发热门诊就诊。就医注意事项可参见本书"第二章症状、就医、隔离、治疗"中"二、就医"相关内容。

三、家庭预防措施

（一）居家环境

普通家庭在疾病流行期间，应室内做好通风换气，自然通风或机械通风，冬天开窗通风时，需注意室内外温差大而引起感冒。外出回家后，应及时用洗手液和流动水洗手，或用有效的消毒剂如碘伏、含氯消毒剂和过氧化氢消毒剂等进行手消毒。

地面、桌面、家具等物体表面每天做好清洁，并定期消毒。可配制浓度为250mg/L含氯消毒剂进行擦拭，金属、电器等不耐腐蚀的物体表面采用75%酒精擦拭，消毒作用时间应不少于15分钟，再用清水擦拭，去除残留消毒剂。水杯、餐具等用具可在洗净后，煮沸或流通蒸汽消毒15分钟；或参照说明书使用消毒碗柜进行消毒。清洁工具消毒可用有效氯含量为500mg/L的含氯消毒剂浸泡作用30分钟后清洗晾干。有客人（身体健康状况不明）来访后，及时对室内相关物体表面进行消毒。消毒时应进行个人防护，可以佩戴乳胶或者丁腈材质的手套、防水围裙（也可穿有袖雨衣代替）、口罩等，消毒后要及时洗手。使用消毒剂要确认消毒剂的使用期限、稀释比例，现配现用，充分混匀。

当家庭成员中出现可疑症状者，家庭其他成员应做好隔离防护，并及时送其就诊（参见本书"第二章症状、就医、隔离、治疗"中"二、就医"）。就诊后，应对其隔离的房间和接触物品（如居室地面、卫生间、家具台面、门把手、餐饮用具等）进行消毒。

家中出现新型冠状病毒感染的患者时，患者离开后（如住院、死亡、解除隔离等），应进行终末消毒。病患家庭终末消毒的对象包括住室地面、墙壁，桌、椅等家具台面，门把手，患者餐饮用具，衣服、被褥等生活用品，玩具，卫生间包括厕所等。终末消毒一般由专业人员完成，由当地疾病预防控制中心进行。其他家庭成员为密切接触者，应接受14天医学观察。

（二）私家车

日常情况下，私家车无须消毒处理，处于空旷场所时，做好通风换气。冬天开窗通风时，需注意车内外温差大，不要引起感冒。处于地下停车场等密闭环境时，建议关闭车窗，打开空调内循环方式进行通风。

司乘人员进入公共场所返回车辆后，建议先用手消毒剂进行手卫生。有亲友（身体健康状况不明）搭乘后，及时开窗通风，并对车内相关物体表面进行消毒，可选择合法有效的消毒剂或消毒湿巾擦拭消毒。物体表面可选择含氯消毒剂、二氧化氯等消毒剂或消毒湿巾擦拭。手、皮肤建议选择有效的消毒剂如碘伏、含氯消毒剂和过氧化氢消毒剂等手皮肤消毒剂或速干手消毒剂擦拭消毒。

可疑症状者（包括发热、咳嗽、咽痛、胸闷、呼吸困难、乏力、恶心呕吐、腹泻、结膜炎、肌肉酸痛等）搭乘私家车时应佩戴医用外科口罩，尽量与同车人员保持距离，不要开启空调内循环，适度开窗通风。可疑症状者下车后，迅速开窗通风，并对其接触物品表面（车门把手、方向盘、车窗、风挡玻璃、座椅等）进行消毒。

私家车搭乘新型冠状病毒感染的患者后，应在患者下车后，及时做好私家车的终末消毒。私家车终末消毒的范围包括物体表面（座椅、方向盘、车窗、车门把手等）、空调系统和呕吐物等，消毒剂建议选择二氧化氯，消毒处理时发动汽车，并打开空调内循环。具体消毒方式由当地疾控机构的专业人员或有资质的第三方操作，没有消毒处理前，车辆不建议使用。其他同乘者为密切接触者，应接受14天医学观察。

四、社区预防策略及措施

应遵照国务院发布的"肺炎机制发〔2020〕5号"文件要求。

关于新型冠状病毒感染的肺炎疫情

社区防控工作方案（试行）

为落实以社区防控为主的综合防控措施，指导社区科学有序地开展新型冠状病毒感染的肺炎疫情防控工作，及早发现病例，有效遏制疫情扩散和蔓延，减少新型冠状病毒感染对公众健康造成的危害，依据《中华人民共和国传染病防治法》《中华人民共和国基本医疗卫生与健康促进法》《突发公共卫生事件应急条例》《突发公共卫生事件应急预案》《新型冠状病毒感染的肺炎病例监测方案》等相关文件规定，特制定本工作方案。

一、工作要求

（一）党政牵头、社区动员，实施网格化、地毯式管理，把各项防控措施落到实处。

（二）落实"早发现、早报告、早隔离、早诊断、早治疗"原则，做好社区新型冠状病毒感染的肺炎疫情发现、防控和应急处置工作。

二、相关定义

（一）社区

本方案中"社区"是指街道办事处或乡镇人民政府所辖的城乡社区（即城市社区和村）。

（二）社区疫情划分

1. 社区未发现病例。指在社区居民中，未发现新型冠状病毒感染的肺炎确诊病例。

2. 社区出现病例或暴发疫情。

社区出现病例，是指在社区居民中，出现1例确诊的新型冠状病毒感染的肺炎，尚未出现续发病例。

暴发疫情是指14天内在小范围（如一个家庭、一个工地、一栋楼同一单元等）发现2例及以上确诊病例，病例间可能存在因密切接触导致的人际传播或因共同暴露感染的可能性。

3. 社区传播疫情。指在社区居民中，14天内出现2例及以上感染来源不清楚的散发病例，或暴发疫情起数较多且规模较大，呈持续传播态势。

（三）疫点、疫区的划分

1. 疫点

如果社区出现病例或暴发疫情，将病例可能污染的范围确定为疫点。原则上，患者发病前3天至隔离治疗前所到过的场所，患者停留时间超过1小时、空间较小且通风不良的场所，应列为疫点进行管理。疫点一般以一个或若干个住户，一个或若干个办公室、列车或汽车车厢，同一航班、同一病区、同一栋楼等为单位。

2. 疫区

如果出现了社区传播疫情，可根据《中华人民共和国传染病防治法》相关规定将该社区确定为疫区。

（四）密切接触者

与病例发病后有如下接触情形之一，但未采取有效防护者：

1. 与病例共同居住、学习、工作，或其他有密切接触的人员，如与病例近距离工作或共用同一教室或与病例在同一所房屋中生活；

2. 诊疗、护理、探视病例的医护人员、家属或其他与病例有类似近距离接触的人员，如直接治疗及护理病例、到病例所在的密闭环境中探视患者或停留，病例同病室的其他患者及其陪护人员；

3. 与病例乘坐同一交通工具并有近距离接触人员，包括在交通工具上照料护理过患者的人员，该患者的同行人员（家人、同事、朋友等），经调查评估后发现有可能近距离接触患者的其他乘客和乘务人员；

4. 现场调查人员调查后经评估认为符合其他与密切接触者接触的人员。

三、社区防控策略及措施

（一）社区未发现病例

实施"外防输入"的策略，具体措施包括组织动员、健康教育、信息告知、疫区返回人员管理、环境卫生治理、物资准备等。

1. 组织动员

社区要建立新型冠状病毒感染的肺炎疫情防控工作组织体系，以街道（乡镇）和社区（村）干部、社区卫生服务中心和家庭医生为主，鼓励居民和志愿者参与，组成专兼职结合的工作队伍，实施网格化、地毯式管理，责任落实到人，对社区（村）、楼栋（自然村）、家庭进行全覆盖，落实防控措施。

2. 健康教育

充分利用多种手段，有针对性地开展新型冠状病毒感染的肺炎防控知识宣传，积极倡导讲卫生、除陋习，摒弃乱扔、乱吐等不文明行为，营造"每个人是自己健康第一责任人""我的健康我做主"的良好氛围。使群众充分了解健康知识，掌握防护要点，养成手卫生、多通风、保持清洁的良好习惯，减少出行，避免参加集会、聚会，乘坐公共交通或前往人群密集场所时做好防护，戴口罩，避免接触动物（尤其是野生动物）、禽类或其粪便。

3. 信息告知

向公众发布就诊信息，出现呼吸道症状无发热者到社区卫生防护中心（乡镇卫生院）就诊，发热患者到发热门诊就诊，新型冠状病毒感染者到定点医院就诊。每日发布本地及本社区疫情信息，提示出行、旅行风险。

4. 疫区返回人员管理

社区要发布告示，要求从疫区返回人员应立即到所在村支部或社区进行登记，并到本地卫生院或村医或社区卫生服务中心进行体检，每天两次体检，同时主动自行隔离14天。所有疫区返乡的出现发热呼吸道症状者，及时就近就医排查，根据要求居家隔离或到政府指定地点或医院隔离；其密切接触者也应立即居家自我隔离或到当地指定地点隔离。隔离期间请与本地医务人员或疾控中心保持联系，以便跟踪观察。

5. 环境卫生治理

社区开展以环境整治为主、药物消杀为辅的病媒生物综合防制，对居民小区、垃圾中转站、建筑工地等重点场所进行卫生清理，处理垃圾污物，消除鼠、蟑、蚊、蝇等病媒生物滋生环境。及时组织开展全面的病媒生物防制与消杀，有效降低病媒生物密度。

6. 物资准备

社区和家庭备置必需的防控物品和物资，如体温计、口罩、消毒用品等。

（二）社区出现病例或暴发疫情

采取"内防扩散、外防输出"的策略，具体包括上述6项措施，以及密切接触者管理、消毒。

7. 密切接触者管理

充分发挥社区预防保健医生、家庭签约医生、社区干部等网格管理员的作用，对新型冠状病毒感染的肺炎确诊病例的密切接触者开展排查并实施居家或集中医学观察，有条件的应明确集中观察场所。每日随访密切接触者的健康状况，指导观察对象更加灵敏地监测自身情况的变化，并随时做好记录。做好患者的隔离控制和转送定点医院等准备工作。

8. 消毒

社区要协助疾控机构，做好病例家庭，楼栋单元，单位办公室、会议室等疫点的消毒，以及公共场所清洁消毒。

（三）社区传播疫情

采取"内防蔓延、外防输出"的策略，具体包括上述8项措施，以及疫区封锁、限制人员聚集2项措施。

9. 疫区封锁

对划为疫区的社区，必要时可采取疫区封锁措施，限制人员进出，临时征用房屋、交通工具等。

10. 限制人员聚集

社区内限制或停止集市、集会等人群聚集的活动，关闭公共浴池、温泉、影院、网吧、KTV、商场等公共场所。必要时停工、停业、停课。

不同社区疫情的防控策略及措施

疫情情形	防控策略	防控措施
社区未发现病例	外防输入	1. 组织动员 2. 健康教育 3. 信息告知 4. 疫区返回人员管理 5. 环境卫生治理 6. 物资准备
社区出现病例或暴发疫情	内防扩散、外防输出	上述1～6项措施 7. 密切接触者管理 8. 消毒
社区传播疫情	内防蔓延、外防输出	上述1～8项措施 9. 疫区封锁 10. 限制人员聚集

五、公共场所预防措施

（一）人流密集、流动性大的公共场所

适用于商场、餐馆、影院、KTV、网吧、公共浴池、体育馆、展览馆、火车站、地铁站、飞机场、公交汽车站等公共场所。

公共场所工作人员要自行健康监测，若出现新型冠状病毒感染的可疑症状（如发热、咳嗽、咽痛、胸闷、呼吸困难、轻度纳差、乏力、精神稍差、恶心呕吐、腹泻、头痛、心慌、结膜炎、轻度四肢或腰背部肌肉酸痛等），不要带病上班。若发现新型冠状病毒感染的可疑症状者，工作人员应要求其离开或及时联系医院。

公用物品及公共接触物品或部位要定期清洗和消毒。

保持公共场所内空气流通。保证空调系统或排气扇运转正常，定期清洗空调滤网，加强开窗通风换气。

洗手间要配备足够的洗手液，保证水龙头等供水设施正常工作。及时对卫生设施进行消毒，必要时可使用空气消毒喷雾对空气进行消毒。

保持环境卫生清洁，及时清理垃圾。

疾病流行地区，公众应尽量减少前往公共场所，尤其避免前往人流密集和空气流通较差的地方。

（二）工作场所

上下班途中

正确佩戴一次性医用口罩。尽量不乘坐公共交通工具，建议步行、骑行或乘坐私家车、班车上下班。如必须乘坐公共交通工具时，首选公共电汽车。务必全程佩戴口罩。途中尽量避免用手触摸车上物品。下班时，洗手后佩戴一次性医用口罩外出，回到家中摘掉口罩后首先洗手消毒。手机和钥匙使用消毒湿巾或75%酒精擦拭。居室保持通风和卫生清洁，避免多人聚会。

公共区域及空调消毒

每日须对门厅、楼道、会议室、电梯、楼梯、卫生间等公共部位进行消毒，尽量使用喷雾消毒。每个区域使用的保洁用具要分开，避免混用。除每日例行清洁消毒外，卫生间更应定时消毒，并使用喷雾进行空气消毒。

中央空调系统风机盘管正常使用时，定期对送风口、回风口进行消毒。若出现疫情，不要停止风机运行，应在人员撤离后，封闭排风支管，运行一段时间后关断新风排风系统，同时进行消毒。带回风的全空气系统，应把回风完全封闭，保证系统全新风运行。

防疫期间，摘口罩前后做好手卫生，废弃口罩放入垃圾桶内，每天两次使用75%酒精或含氯消毒剂对垃圾桶进行消毒处理。

入楼工作及乘坐电梯

进入办公楼前自觉接受体温检测，体温正常可入楼工作，并到卫生间洗手。若体温超过37.2℃，请勿入楼工作，并回家观察休息，必要时到医院就诊。

应降低乘坐电梯频率，低楼层乘客可以走楼梯步行。随身携带卫生纸（手套），可隔着卫生纸（手套）按电梯按钮。卫生纸（手套）使用完毕妥善处置。等候电梯时站在厅门两侧，不要离厅门过近，不要面对面接触从电梯轿厢中走出的乘客。乘客走出轿厢后，按住电梯厅外按钮不让电梯关门，等待片刻再进入电梯。尽量避免与多名陌生人同乘电梯，时间充裕的乘客可耐心等待下一班电梯。尽量不要用电梯搬运物品，减少随身物品与电梯轿厢接触。乘坐电梯后，及时洗手、消毒。

电梯使用单位应当关注乘客健康状况，对发热人员有乘梯需求（如医院），且条件允许的，可独立设置一部发热人员专用电梯，并加强对该电梯的维护和管控。厢内有安装通风风扇的电梯，应当保持通风风扇长期开启。轿厢内没有安装通风风扇的电梯，可以结合消毒工作，定期打开轿厢门进行通风换气。每次通风换气时间不少于10分钟。肺炎疫情期间，可采取局部消毒（如电梯按键面板）和全面消毒的方式交替进行。对发现确诊病例或疑似病例乘坐过电梯的，应当立即停止电梯运行，按照卫生防疫部门要求进行处置。

电梯消毒工作应当由经过培训、掌握一定消毒知识的人员进行，并有电梯维保人员陪同作业。作业人员应当穿戴工作衣、手套、工作鞋、口罩、帽子，必要时戴护目镜等。并准备好消毒药械及物品，干净抹布、喷壶、警示牌、拖把等。开始消毒前，应当首先停运电梯，设定警示标识。对电梯进行彻底的清洁，然后进行消毒。若使用紫外线消毒，应当关闭轿厢门，让紫外线照射轿厢不少于半小时。若使用消毒剂，可用干净抹布蘸取消毒剂后，擦拭按键面板、扶手等乘客经常接触的部位。厅门、轿厢壁等其他部位可用喷壶少量喷洒、涂抹。消毒作用到规定时间后，将湿抹布拧干后擦拭按键面板等部位，避免消毒剂腐蚀电梯电子元器件。其他部位可用湿抹布将消毒剂去掉，避免残留消毒剂对人体造成伤害。消毒完成后，恢复电梯正常运行，收回警示牌，将工具带回，做好电梯清洁消毒的记录。工作人员脱下防护用品，装入袋中带回处置，人员进行卫生处理。

办公室内

保持办公区环境清洁，建议每日通风3次，每次20～30分钟，通风时注意保暖。人与人之间保持1米以上距离，多人办公和进入卫生间时佩戴口罩。保持勤洗手、多饮水，坚持在进食前、如厕后按照六步法严格洗手。

每日消毒办公场所共用物品，尤其是共同接触的部位，例如：开水壶、电话、打印机等。可以使用消毒湿巾或75%酒精擦拭。如果使用频繁可增加至四次。办公时，传递纸质文件前后均需洗手，传阅文件时佩戴口罩。

参加会议及公务来访

尽量采用电话、视频会议，减少集中开会。面对面会议期间，控制会议时长，建议所有参会人员佩戴口罩，进入会议室前洗手消毒。开会人员间隔1米以上。会议时间过长时，开窗通风1次。会议结束后场地、家具须进行消毒。茶具用品建议开水浸泡消毒。

来访人员须佩戴口罩。进入办公楼前首先进行体温检测，并介绍有无湖北接触史和发热、咳嗽、呼吸不畅等症状。无上述情况，且体温正常条件下，方可入楼公干。接待外来人员双方佩戴口罩。

食堂进餐

采用错峰进餐。建议有条件的员工自带餐盒，购买后带回办公室就餐，避免人员密集。餐厅每日消毒1次，餐桌椅使用后进行消毒。餐具用品须高温消毒。操作间保持清洁干燥，严禁生食和熟食用品混用，避免肉类生食。建议营养配餐，清淡适口。

公务出行

出行人员须佩戴口罩出行，避开密集人群。与人接触保持1米以上距离，避免在公共场所长时间停留。

出行使用专车内部及门把手建议每日用75%酒精擦拭1次。乘坐班车须佩戴口罩，建议班车在使用后用75%酒精对车内及门把手擦拭消毒。

后勤人员

服务人员、安保人员、清洁人员工作时须佩戴口罩，并与人保持安全距离。食堂采购人员或供货人员须佩戴口罩和一次性橡胶手套，避免直接手触肉禽类生鲜材料，摘手套后及时洗手消毒。保洁人员工作时须佩戴一次性橡胶手套，工作结束后洗手消毒。安保人员须佩戴口罩工作，并认真询问和登记外来人员状况，发现异常情况及时报告。

（三）公共交通工具

见"公共交通工具消毒操作技术指南"。

公共交通工具消毒操作技术指南

一、范围

本指南适用于新型冠状病毒感染的肺炎流行期间，正常运行的飞机、火车、长短途客车、公交车、地铁、轮船等公共交通工具上的感染防控，包括工作人员和旅行人员在公共交通工具上采取的消毒等技术操作。

二、工作人员操作指南

新型冠状病毒感染肺炎流行期间，公共交通工具工作人员需开展以下工作：

（一）做好物体表面消毒。日常情况下，应保持公共交通工具上的环境整洁卫生，并采取预防性消毒措施；飞机、火车、地铁、公交车、轮船等公共交通工具运行结束后，对内部物体表面（如车身内壁、司机方向盘、车内扶手、桌椅等），采用含有效氯250～500mg/L的含氯消毒剂进行喷洒或擦拭，也可采用有效的消毒湿巾进行擦拭；座椅套等纺织物应保持清洁，并定期洗涤、消毒处理。

当公共交通工具上出现人员呕吐时，应立即采用消毒剂（如含氯消毒剂）或消毒干巾对呕吐物进行覆盖消毒，清除呕吐物后，再使用新洁尔灭等消毒剂进行物体表面消毒处理。

当有疑似或确诊病例出现时，在专业人员指导下，有肉眼可见污染物时应先完全清除污染物再消毒；无肉眼可见污染物时可用1000mg/L的含氯消毒剂或500mg/L的二氧化氯消毒剂擦拭或喷洒消毒。地面消毒先由外向内喷洒一次，喷药量为100～300ml/m²，待室内消毒完毕后，再由内向外重复喷洒一次。消毒作用时间应不少于30分钟。

（二）加强通风换气。日常情况下，可采用自然通风

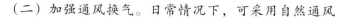

或机械通风。飞机、高铁、地铁等相对密闭环境，建议适当增加空调换风功率提高换气次数，并注意定期清洁处理空调滤网；短途客车、公交车等有条件开窗的公共交通工具，有条件时可开窗低速行驶，也可在停驶期间开窗通风，保持空气流通。

当出现疑似或确诊病例，在专业人员指导下，在无人条件下选择过氧乙酸、含氯消毒剂、二氧化氯、过氧化氢等消毒剂，采用超低容量喷雾法进行消毒。

（三）注意个人防护。日常情况下，建议工作人员佩戴医用外科口罩（或其他更高级别的口罩）和手套；一次性使用手套不可重复使用，其他重复使用手套须每天清洗消毒，可流通蒸汽或煮沸消毒30分钟，或先用500mg/L的含氯消毒剂浸泡30分钟，然后常规清洗即可。当有疑似或确诊病例出现时，在专业人员指导下进行个人防护。

（四）手卫生。应加强手卫生措施，工作人员随时进行手卫生。可用有效的含醇速干手消毒剂。特殊条件下，也可使用含氯或过氧化氢手消毒剂；有肉眼可见污染物时应使用洗手液在流动水下洗手，然后消毒。

（五）设立应急区域。建议在公共交通工具上设立应急区域，如飞机、火车、客车等后三排座位，当出现疑似或确诊病例时，可在该区域进行暂时隔离。

（六）健康宣教。时刻注意开展公共交通工具上的防控健康宣教。

三、旅行人员操作指南

（一）佩戴口罩、手套。旅行人员乘坐公共交通工具时，建议佩戴医用外科口罩（或其他更高级别的口罩），旅行结束时及时弃用。有条件的旅行人员可选择佩戴手套，一次性使用手套不可重复使用，其他重复使用手套需注意清洗消毒，可流通蒸汽或煮沸消毒30分钟，或先用500mg/L的含氯消毒剂浸泡30分钟，然后常规清洗即可。

（二）手卫生。注意手卫生，旅行人员在旅程中应加强手卫生，旅程结束后需做手卫生。可选用有效的含醇速干手消毒剂，特殊条件下，也可使用含氯或过氧化氢手消毒剂；有肉眼可见污染物时应使用洗手液在流动水下洗手，然后消毒。

（三）注意保持距离。旅行人员乘坐公共交通工具，有条件时，相互之间尽量保持一定距离。

（四）积极配合工作人员。日常情况下，听从公共交通工作人员的安排，做好个人防护。当有疑似或确诊病例出现时，听从工作人员的指令，及时自我隔离，听从安排进行排查检测，不可私自离开。

六、特殊场所预防措施

（一）学校及托幼机构

（1）加强学校及托幼机构教学及生活环境（如教室、音乐室、舞蹈室、阅览室、保育室、宿舍、教研室）的通风，保持空气流通及室内外环境卫生整洁。避免举办全校或全园性的室内集会等活动。

（2）落实手部卫生，设置充足的洗手水龙头，配备洗手液或肥皂供师生使用；托幼机构由保育员每日落实幼儿勤洗手。推行正确洗手法。

（3）强化预防性消毒，公共上课场所（如音乐室、舞蹈室、电脑室）建议一批学生进去一次消毒一次。人体接触较多的课桌椅等物体表面，可用有效氯为250～500mg/L的含氯消毒剂进行喷洒或擦拭消毒，作用30分钟后再用清水洗净。对不耐腐蚀的物品，可以用75%酒精或者0.1%苯扎溴铵（新洁尔灭）擦拭消毒，使用时应注意安全。大面积的地面和墙面，可用有效氯为250～500mg/L的含氯消毒剂由内向外进行喷洒消毒，喷洒量以表面湿润且无滴流现象为准，作用时间应不少于30分钟。

（4）在学校及托幼机构内开展多种形式的健康宣教，

普及呼吸道传染病的防控知识。建立健全学校、家长、学生及医疗机构联系机制，完善信息收集报送渠道，保证信息畅通。

（5）强化健康监测，加强物资储备。要有专人落实晨午检，做好因病缺课及病因登记追踪，发现异常如呼吸道传染病病例异常增多时，要及时报告处理。加强防护用品物资储备，学校校医室要储备一定数量的医用口罩、一次性手套、洗手液和感冒药品。

（6）开展多种形式的健康宣教，普及呼吸道传染病的防控知识。

（7）出现发热、乏力、干咳及胸闷等症状时，应立即戴上口罩及时就医，避免带病上课。有学生或老师被诊断为新型冠状病毒的肺炎患者时，其密切接触者应接受14天医学观察。学校和托幼机构由专人负责与离校或离园的学生进行家访联系，了解其每日健康状况。根据疾病预防控制机构的要求实行日报和零报告制度，掌握病例学生每日增减情况。配合卫生健康部门做好疫情的处理等工作。

（二）养老院

疾病流行期间建议养老机构实施封闭式管理，原则上不接待外来人员走访慰问，老人不能离院外出，不再接受新入住老人，必须外出的老人回到养老院后应密切观察。

日常预防措施

（1）确保工作人员和护养老人掌握预防新型冠状病毒肺炎的个人防护措施、手卫生要求、卫生和健康习惯，避免共用个人物品，注意通风，落实消毒措施。

（2）建立老人和工作人员的健康档案，每日开展晨检和健康登记。

（3）工作人员一旦出现发热、咳嗽、轻度纳差、乏力、精神稍差、恶心呕吐、腹泻、头痛、心慌、胸闷、结膜炎、轻度四肢或腰背部肌肉酸痛等新型冠状病毒感染的可疑症状，应立即停止工作并去医院就诊排查，排除新型冠状病毒感染和其他传染性疾病后，方可重新上岗。

（4）建立探访人员登记制度。如探访人员有新型冠状病毒感染的可疑症状，应拒绝其探访。所有外来探访人员应佩戴医用外科口罩。有可疑症状者拒绝探访。

（5）通风换气保持室内空气新鲜。每半日至少开窗通风30分钟以上；不宜开窗通风的，应配备机械换气通风设备，保证室内无异味；在呼吸道传染病流行季节，应加强室内通风，必要时宜采用循环风空气消毒机等进行空气消毒；定期对空调通风系统进行清洗消毒。冬季开窗通风时，应注意避免因室内外温差过大而引起感冒。

（6）洗手间应配备足够的洗手液、抹手纸或干手机，保证水龙头等供水设施正常工作。倡导老人养成经常洗手的好习惯。洗手池边可放置护手霜，便于洗手后涂抹。

（7）确保环境清洁卫生。经常晾晒老人的被褥衣服。活动室的桌椅、物体表面每天用清水擦拭1次，每周擦拭消毒1～2次；卧室的地面、窗台、床头柜、床围栏等，每天用清水擦拭1次；门把手、水龙头、便器扶手、便器水箱按钮每天清水擦拭1次，每周擦拭消毒1～2次。

（8）预备隔离房间，以供未来出现可疑症状的老人隔离治疗使用。有症状的老人应及时予以隔离，避免传染给其他老人。隔离房间应设置在人流不密集、通风良好、有独立卫生间的单人房间，并处于养老院内的下风向。尽量使用独立空调，如需使用中央空调，应关闭新风系统。隔离区的生活垃圾应统一收集，按医疗废物处理。

养老院中有老人出现发热、咳嗽、轻度纳差、乏力、精神稍差、恶心呕吐、腹泻、头痛、心慌、胸闷、结膜炎、轻度四肢或腰背部肌肉酸痛等可疑症状时，养老机构还应采取以下措施：

（1）对该老人单间自行隔离，避免与其他人员近距离接触。

（2）由医护人员对其健康状况进行评估，视病情状况送至医疗机构就诊，送医途中应佩戴医用外科口罩，尽量避免乘坐公共交通工具。

（3）及时联系当地社区卫生机构或疾控中心请求指导，并协助开展相关调查处置工作。曾与可疑症状者有无有效防护的密切接触者，应立即登记，并进行医学观察。

（4）暂停探访活动。

（5）减少不必要的聚会、聚餐等群体性活动，不安排集中用餐。

（6）若出现可疑症状的老人被确诊为新型冠状病毒肺炎，其密切接触者应接受14天医学观察。患者离开后（如住院、死亡等），应及时对住所进行终末消毒。具体消毒方式由当地疾控机构的专业人员或具有资质的第三方操作或指导。没有消毒前，该住所不建议使用。

（三）农贸市场、花鸟虫鱼市场、活禽（畜）交易市场

（1）保持工作场所清洁卫生及空气流通，每日进行清洁、消毒。以清洁为主、消毒为辅。建议售卖活体动物（禽类、海产品、野生动物等）市场经营者在每日收市后，做到"三清一消"——清除：把档口内鱼鳞、内脏、粪便、鸡毛、下脚料、其他垃圾等污物清除干净；清洁：用水将台面、地面、下水沟渠和店面周边地面清扫清洗干净；消毒：主要对清洁后的台面、屠宰工具、砧板用具、

笼具、档口地面进行消毒；清洗：用清水把消毒后的器具、台面、砧板等冲洗干净。除此之外，建议对市场定期大扫除，清空有活禽（畜）存栏；彻底清除粪便、垃圾和杂物；疏通下水道，并把档口地面、墙面、店面周边环境清洗干净；全面大清洗后，进行彻底消毒。

消毒时，对于人体接触较多的物体表面，可用500mg/L的含氯消毒剂进行喷洒或擦拭消毒，作用30分钟后再用清水洗净。对不耐腐蚀的物品，可以用75%酒精或者0.1%苯扎溴铵（新洁尔灭）擦拭消毒，使用时应注意安全。大面积的地面和墙面，可用有效氯为500～1000mg/L的含氯消毒剂溶液进行喷洒，喷洒量以表面湿润且无滴流现象为准，作用时间应不少于30分钟。

（2）垃圾、粪便应集中进行无害化处理，垃圾运输车和手推式垃圾收集车等密闭存放、运输，提高垃圾收集、运输、处理水平。每天清理垃圾，减少蝇类密度。

（3）加强病媒生物防制。安装落实防鼠、防蚊和防蝇设施的使用，完善农贸市场病媒生物防制设施；市场地面硬底化，沟渠要疏通，坑洼地面要填平，墙洞地缝要堵抹，下水道和沟渠要密闭，下水道口要安装防鼠设施；加工、销售、存放直接入口食品场所的房间要配备纱窗、纱门、风帘机、纱罩、玻璃柜等防蝇设施；市场内及周边要按相关要求安置毒鼠屋，定期投放毒鼠饵料，减少鼠密度；定期巡查清除各类小容器积水，检查市场内花卉店铺积水，减少蚊虫滋生。

（4）到市场购物和市场工作人员均需要佩戴口罩，尽量佩戴医用口罩或者医用外科口罩。在市场中，与他人交流时保持1米以上的安全距离；远离野生动物。不接触、购买和食用野生动物，尽量避免前往售卖活禽、野生动物等的摊位。

第四章

特殊人群
预防

一、老年人

在这次的新型冠状病毒肺炎疫情中，很多重症患者都是中老年人，对于有基础疾病的老年人来说，一旦被感染，非常容易病情危重、多器官衰竭甚至引起死亡，因此老年人更应做好防护。

老年人呼吸道比较敏感脆弱，消毒时应选择对老年人呼吸道刺激小的产品。优先使用浓度 75% 的酒精棉片或酒精擦拭。也可以使用 84 消毒液，或其他含氯消毒剂擦拭家具、地面。但如果家中老人对氯过敏或者会产生呼吸道刺激症状，则不应使用。另外，网络上传播的各种熏白酒、熏醋、熏艾灸等"偏方"则达不到消毒的效果，甚至还可能引发呼吸道不适。这些方法相当于人为加重室内空气污染。对呼吸道敏感或有哮喘病史的老人而言，很有可能诱发呼吸系统疾病，不建议使用。

应让老人待在适宜室温中，避免因室温过低或过高对身体带来的其他不良影响。同时应注意定时开窗通风，提高室内空气质量，降低可能存在的病毒量。冬天开窗通风，室内外温差过大容易引起感冒，建议增加通风次数，减少通风时间，同时注意保暖。

特殊时期提倡勤洗手，预防病毒感染。但老年人皮脂腺功能退化，很容易干燥，勤洗手势必加重皮肤皲裂。建议将护手霜放在洗手池边，便于洗手后涂抹。

老年人逢年过节爱走动。这也增加了暴露在病毒下的风险。老年人一旦感染可能引发严重后果，因此疫情期间，不要聚餐或多人聚会，也不要接待可能来自重点疫区的朋友亲属。如果特殊需要，可上门探望照顾老人。探望人员在路途上应该戴好口罩，进门脱掉外套、换鞋、洗手，带来的东西用酒精消毒，之后再做其他的事，避免长期居家的体弱老人被外来探望者感染。

各地也推出各种政策减少老年人出门，例如，四川省近日发出通知，要求麻将馆全部暂停营业。建议春节在家多陪伴老人，并积极劝说老人减少不必要的外出活动。如果必须出门，请帮助他们正确佩戴口罩。普通棉布口罩没有防护效果，推荐优先选用医用外科口罩，次选医用护理口罩。但不建议老年人使用 N95 或 KN95 等防护口罩。这些口罩呼吸阻力较大，长期佩戴后，很容易出现胸闷、气短、憋喘等症状，严重者甚至会导致心衰。

老年人出行尽量不要选择人流密集的公共交通，最好步行、打车或者由家人开车接送。活动地点建议避开人流，选择人少、通风良好的地方，比如戴好口罩去公园或者室外遛弯。见到熟人也不要脱下口罩，建议保持 1 米以上的距离打招呼，不要太靠近说话。对于喜欢逛菜市场的老年人，要叮嘱三个"不要"：不要去不正规、消毒措施不完善的市场；不要购买来源不明的禽类海鲜；不要在无保护的情况下接触活禽。虽然目前没有发现正规的肉制品、海鲜制品传播病毒的依据，但还是要注意无论是肉类还是鸡蛋，必须煮熟再吃。许多老年人比较节俭，可能会反复使用口罩。请务必叮嘱：一次性医用口罩只能用一次，并教会老年人正确佩戴和取下口罩的方法。相关内容参见"三、预防措施"中"（一）佩戴口罩"。

疫情期间，建议老年人应首先均衡膳食。如果老年人没有特殊饮食禁忌，可以适当增加优质蛋白摄入（蛋类、豆制品、鱼肉等），新鲜蔬菜、当季水果都可以适当增加摄入。但实际上，很多老年人本身患有多种疾病，全身脏器功能减退，再加上平时咀嚼和吞咽功能下降，很难达到每日热量和营养的需求，导致消瘦和营养不良，从而免疫功能下降，更容易感染病毒。所以，老年人一定要通过合理的营养补充来适当提高营养储备。鉴于老年人行动不便，有时难以制作营养全面的食物，也可以选择口服营养补充剂，进行比较容易、便捷、安全的营养补充。可在三类营养补充剂各选一种，搭配使用：①口服全营养补充剂；②复合维生素矿物质补充剂；③优质蛋白质补充剂。

部分老人容易被营销谣言误导，购买一些所谓"抗病毒"食物。实际上,目前市场上所有声称可以预防病毒的食物、保健品,都缺乏临床依据,比如大蒜、花菇、草莓、红酒、乳铁蛋白等,虽对人体有一定营养价值,但都不能抗病毒。不过像草莓这样营养均衡的当季水果,如果老人"喜欢",多吃点也挺好。

如果必须要前往医院,去医院前,家属以及老人务必做好防护。要戴好口罩并及时洗手。在医院时,要注意不要触碰口罩外侧,不要乱摸,摘脱口罩后要洗手。同时也要注意保护他人,与人保持距离,打喷嚏咳嗽的时候记得用手肘挡住。

二、儿 童

儿童也是易感人群之一,感染的主要传播途径是飞沫、接触。也有报道结膜传播,所以婴幼儿和儿童更要加强防护。

婴儿不能佩戴口罩,因此1岁以下婴儿以被动防护为主。婴儿需穿着合适,不要过度捂热或受凉。不要用嘴尝试或咀嚼食物后喂食孩子(包括不要用嘴吹凉食物后给孩子喂食),不要跟孩子共用餐具。孩子的物品、玩具和餐具一定要定期消毒。如果不必要,尽量不带孩子出门,尤其是不要到公共场所或密闭空间；外出时尽量不乘坐公共交通工具，尽可能远离其他人（保持距离至少1米）。跟孩子玩耍前，要认真洗手。家长外出回家后要更换衣物、洗手后才能抱孩子。家中应定期通风，通风时，可以将孩子转移到另一房间以免受凉感冒。

看护人需主动戴好口罩，不要亲吻婴儿，不要对着婴儿咳嗽、打喷嚏、呼气。如要咳嗽或打喷嚏一定要用纸巾将口鼻遮挡住（如果来不及用纸巾，则应用手臂完全挡住口鼻，然后再彻底清洗手臂），并将污染的纸巾立刻扔进封闭式垃圾箱（桶），用流动清水认真洗手。家长如果有呼吸道疾病或出现发热、流涕、咳嗽、打喷嚏等症状时，在家中也应佩戴口罩，并适当居家隔离。

儿童在本次新型冠状病毒肺炎流行期间，应尽量避免外出；若必须外出，出门应佩戴口罩，且在医院、密闭空间、人流密集的场所等，均应佩戴口罩，而在人口密度不高的通风空间，可不戴口罩。另外，叮嘱孩子在外出密闭空间和人流较密集的地方，与其他人保持1米以上的距离；养成良好的卫生习惯，不要到处摸，不要用不洁净的手触摸或揉搓口、鼻、眼等部位。口罩佩戴方法及注意事项可见"第三章预防措施"的"一、通用预防措施"中"（一）佩戴口罩"部分。

对于不喜欢佩戴口罩的儿童，首先，家长应购买适合孩子的儿童专用一次性医用口罩，这些口罩会有一些花纹或色彩，孩子更容易接受。对于岁数较小的儿童，家长可以通过一些角色扮演、做游戏、讲故事的方式，跟孩子对着镜子一起戴，刚开始不要着急，可以反复多试几次，让孩子减轻对口罩的抗拒感和陌生感；对于岁数较大的儿童，家长可以通过讲故事的方法，告知孩子为什么大家都要戴口罩以及不戴口罩的危害，佩戴时帮孩子调整好口罩的位置，让孩子更舒适、减少抵触心理。如果儿童实在无法戴口罩，应尽量待在家中，减少出门，做好手卫生，养成良好和安全的饮食习惯，家长做好个人防护和居家清洁消毒通风，间接保护孩子。

儿童外出回家脱去衣服后，如果有条件，可用紫外线消毒灯照射或酒精喷洒外套；如果没有上述条件，也可以进家门后将衣服脱放到固定的位置并换好鞋。然后应引导孩子认真洗手，洗手方法及注意事项可见通用预防措施部分；洗手完成后可以清洗面部，如果孩子配合，可以清洗鼻腔和漱口，漱口可以用淡盐水也可以用清水，漱完后让孩子吐出来。但值得注意的是，紫外线可对皮肤、眼睛造成伤害，其产生的臭氧也可刺激呼吸道，引起咽喉肿痛、胸闷咳嗽，还可导致头晕、头痛等症状，因此紫外线照射消毒期间所有人都必须离开消毒房间以避免损伤，消毒后还应通风一段时间。另外家用紫外线消毒灯的消毒面积与其功率有关。

如果儿童出现发热症状，39℃时可于急诊就诊。①3个月以下婴儿，体温>40℃时，应及时前往医院就诊。②3～6个月婴儿，体温低于38℃，吃奶和精神反应如常，可先监测体温，观察婴儿一般情况后再考虑是否去医院就诊；如果体温超过38℃，随时就诊；即便无上述情况，但发热时间超过24小时，也应该去医院门诊就诊。③6个月～2岁幼儿，如果仅发热时精神反应稍差，但体温降至正常后玩耍自如，可予观察；如果发热超过24小时，可前往医院就诊。除了体温以外，如果儿童出现精神反应不佳（热退后仍精神反应弱）、哭闹且难于安抚、吃奶减少、呕吐、腹泻、尿少、关节和 / 或肌肉痛、头痛、寒战、咳喘、呼吸困难、抽搐等情况时，可前往医院就诊。另外一个简单的判定方法就是看儿童除了发热以外，是否还出现了和平时明显不一样的症状或体征，如果有应即时就诊。

特别提示：在目前新型冠状病毒感染流行期间，若儿童体温超过37.3℃，且具备以下任意一项情况时，请直接前往发热门诊就医：①发病前14天有武汉市旅行史或居住史；②发病前14天内曾经接触过来自武汉的发热伴有呼吸道症状的患者；③家庭中有聚集性发病者。

新型冠状病毒肺炎一些症状与普通感冒类似，如发热、四肢无力、干咳等，也有症状不明显病例，或者表现为其他系统症状如消化系统、心血管系统、神经系统、眼科症状等，新生儿、婴幼儿症状可能更不典型，一旦发现，病程进展快或已错过观察期。

新型冠状病毒感染与普通感冒最大区别在于：腹泻、呼吸逐渐变得困难，如：呼吸过快或过慢，呼吸过深或过浅，婴幼儿或新生儿则表现为张口呼吸、喘息、呻吟、鼻翼扇动（鼻孔一张一合）、点头呼吸，甚至出现口唇、面色改变（发绀）及呼吸三凹征。若出现上述症状，请立即就诊！

家里有疑似病例居家隔离的家长，应尽量保证房间分开，避免疑似家长和儿童接触，疑似家长在家需佩戴合适口罩（不可佩戴有呼吸阀的防护口罩），儿童也应该正确佩戴合适口罩。有条件应先选择儿童N95医用口罩，其余依次为儿童医用防护口罩→儿童医用口罩→一次性口罩→儿童棉口罩。孩子与疑似患者接触后，应主动在家隔离观察14天，无症状可以解除隔离但尽量不要外出。一旦有症状需立即到就近医院儿科的发热门诊就诊，并主动告知医生危险因素。

对于在疫情期间需要接种疫苗的儿童，应视情况而定是否延迟接种。原则上疫苗接种推迟不会影响其免疫效果，后期及时补种即可。此外，有些需要连续接种数次的疫苗也可以因故暂时中断，并不会因为暂时"中断"而导致前期疫苗都"白种"了。但有些疫苗即使是在新型冠状病毒感染流行期间，也不能延迟接种，如狂犬病疫苗，首剂必须在被咬伤当天进行注射。建议密切关注儿童预防接种门诊动态。如必须外出，应做好防护，避免感染。

对于患有慢性病、需要定期复查的儿童，一定要遵循主治医师对患儿病情的评估，切不可擅自做主。如果医生可以通过线上形式和家长沟通，做好患儿疾病的监测、疗效的判定并保持治疗的延续性和有效性，可以减少到医院就诊的次数。但如果病情不允许、出现变化甚至恶化，则应及时就诊。就诊时，患儿和家长均应做好防护，尤其是应全程戴好口罩、不到处乱摸、不洁净的手不触碰口、鼻、眼等。如果可以的话，就近进行一些必要项目的检查，然后将检查结果通过线上途径发给主治医生，以指导接下来的治疗。

最后，提醒各位家长做好日常防护的同时，要防范一些儿童常见病，如鼻炎、咽炎、扁桃体炎、普通感冒、便秘、腹痛、腹泻等，减少去医院就诊机会，降低交叉感染病毒的风险。

三、孕产妇

在疫情暴发的特殊时期，如果政府和产检医院没有特殊说明及要求，孕妈妈可以坚持正常产检，并且在去往产检医院前，提前做好防护准备，佩戴好医用级别以上的口罩，随身携带免洗洗手液或消毒湿巾；在没有洗手的前提下不要去触摸口、鼻、眼等；到医院时一定要配合医院进行体温筛查，包括流行病学筛查等；听从医院的建议，比如分时段就诊，避免过多孕妇集中在一起，减少孕妇在医院等候的时间或者就诊的时间；离开医院时，要清洗双手及脸部，洗脸要包括清洗耳、鼻，同时应更换外在衣物。没有特殊的问题，孕周在早孕期、中孕期的孕妇可以在医生的建议下适当地延长到医院的间隔时间。如果孕妇有发热的情况，建议直接先到发热门诊就诊，然后根据检查的结果，再进行后续一系列的检查或给出建议。

新型冠状病毒肺炎早期表现缺乏特征性，和普通感冒或其他病原体导致的上呼吸道感染不易区分，很难做到自我排查。如果孕妈妈出现发热、咳嗽等症状，需要注意监测体温，同时把所出现症状如是否出现呕吐、腹痛、腹泻、肌肉酸痛等都做好记录，不要自行用药，用药前，应该咨询您的产检医生；如果症状比较温和且没有出现其他的症状，可考虑在家中处理，避免前往医院出现交叉感染；如果出现产科急诊症状，如阴道出血、腹痛、胎动异常、临产征兆等，建议应做好防护，及时去医院就诊。

如果孕妈妈出现低热、咽痛、咳嗽等症状并具备到过疾病流行区、可能接触过新冠肺炎患者等危险因素，应即时开始居家隔离。当病情加重，出现高热、呼吸困难等症状时应及时到发热门诊就诊。目前还没有足够的数据来证实新型冠状病毒感染有母胎传播的风险。如果孕妇确诊了新型冠状病毒肺炎，应由多科会诊，综合包括孕周、疾病严重程度等患者具体情况，决定是否继续妊娠。

如果孕妈妈出现肺炎症状，应去急诊。急诊医护人员会对发热、可疑肺炎的孕妈妈先进行预诊分诊、测量体温，并由专门人员指引到指定的发热门诊就医；同时，发热门诊的医护人员会组织产科医生会诊，并进行产科检查，进行胎心监护，必要时进行超声评估胎儿宫内安危。目前湖北省的各医疗机构产科时有接诊妊娠合并肺部感染疑似及确诊病例，各孕龄都有发生。各地也正在积极采取有效的措施，指定一些具备产科、新生儿科综合救治能力较强的医疗机构为孕产妇提供疾病诊治和安全助产服务，来共同保障母婴安全。目前暂无证据证明病毒会传染给新生儿。建议宝宝出生后，隔离 10 天，不母乳喂养，同时进行严密监护。

四、医护人员

医务人员应遵照标准预防原则，根据医疗操作可能传播的风险，做好个人防护、手卫生、病区管理、环境通风、物体表面的清洁消毒和医疗废弃物管理等医院感染控制工作，最大可能避免医院感染发生。在日常诊疗活动期间需注意以下几点：

（1）从事诊疗活动期间，医护人员均应佩戴医用口罩，并定期更换。

（2）在预诊分诊处的医务人员必须穿工作服、工作帽，戴医用外科口罩。

（3）面诊疗期间给患者及陪同家属佩戴医用外科口罩，并保持一定距离。做好诊室的有效通风。

（4）在发热门诊、呼吸科门诊、感染性疾病科和隔离病房的医护人员应在日常诊疗活动和查房时穿工作服、一次性隔离衣，戴工作帽、医用外科口罩。

（5）采集呼吸道样本时应戴防护口罩和护目镜或防护面屏。

（6）接触血液、体液、分泌物或排泄物时应加戴乳胶手套。

（7）进行气管插管、支气管镜检查、气道护理和吸痰等可能发生气溶胶或喷溅操作时应戴医用防护口罩、护目镜或防护面屏、乳胶手套、穿医用防护服（可加一次性防渗透隔离衣），必要时佩戴呼吸头罩。

（8）禁止穿着个人防护装备离开污染区，以避免各个分区的交叉感染。严格按照穿脱流程穿脱装备（见"医务人员穿脱防护用品的流程"）。

医务人员穿脱防护用品的流程

一、医务人员进入隔离病区穿戴防护用品程序

（一）医务人员通过员工专用通道进入清洁区，认真洗手后依次戴医用防护口罩、一次性帽子或布帽、换工作鞋袜，有条件的可以更换刷手衣裤。

（二）在进入潜在污染区前穿工作服，手部皮肤有破损或疑似有损伤者戴手套进入潜在污染区。

（三）在进入污染区前，脱工作服换穿防护服或者隔离衣，加戴一次性帽子和一次性医用外科口罩（共穿戴两层帽子、口罩）、防护眼镜、手套、鞋套。

二、医务人员离开隔离病区脱摘防护用品程序

（一）医务人员离开污染区前，应当先消毒双手，依次脱摘防护眼镜、外层一次性医用外科口罩和外层一次性帽子、防护服或者隔离衣、鞋套、手套等物品，分置于专

用容器中，再次手消毒，进入潜在污染区，换穿工作服。

（二）离开潜在污染区进入清洁区前，先洗手与手消毒，脱工作服，洗手和手消毒。

（三）离开清洁区前，洗手与手消毒，摘去里层一次性帽子或布帽、里层医用防护口罩，沐浴更衣，并进行口腔、鼻腔及外耳道的清洁。

（四）每次接触患者后立即进行手的清洗和消毒。

（五）一次性医用外科口罩、医用防护口罩、防护服或者隔离衣等防护用品被患者血液、体液、分泌物等污染时应当立即更换。

（六）下班前应当进行个人卫生处置，并注意呼吸道与黏膜的防护。

第五章

心理支持

一、患　者

　　不幸罹患新型冠状病毒肺炎患者不仅经受着躯体的折磨，同时承担着巨大的心理压力。由于缺乏特异性的治疗手段，以及疾病自身较强的传染性，患者不但面临着前所未有的死亡恐惧，而且还担心与自己接触过的家人、朋友的安危，陷入深深的自责之中。对每个患者来讲，这都是一场突如其来的人生危机。此时如果感到焦虑、恐惧、愤怒、无助等，都是正常的情绪反应，患者首先要做的是适应住院环境和治疗过程，信任医务人员，积极配合治疗；然后努力控制负性情绪，如悲观、自责自怨、紧张；促进正性情感，如自信、乐观、勇敢等。

　　另外，患者可以采取一些具体措施"自助"：

　　（1）正确估计处境的严重性。因为新型冠状病毒肺炎是一项重性传染病，患病后必须住院隔离，有一段时间远离家人，对此应有足够的心理准备，准备承受孤独。对于依赖性较重、年龄较小的患者尤为重要。

　　（2）积极获取有关疾病与治疗的信息，正确评价自己的病情与估计预后。既不低估病情、满不在乎；也不要盲目夸张，认为一旦患病，必死无疑。目前为止，已有新型冠状病毒肺炎患者治愈，死亡者为极少数。学习相关医疗知识，学会自我医疗照顾，有不适及时向医护人员反映。

（3）学会表达内心的需要与感受。把无助、失望、不满等负性情绪及时发泄出来，不要闷在心里，也不要担心别人嘲笑自己懦弱。可与病友沟通、交换情绪和看法，彼此间获得稳定的情感支持；或主动向医护人员咨询，获得专业指导。

（4）根据实际情况，确定具体的、有限的生活目标。如怎样配合医院，尽早消除症状，恢复健康，这是当前最重要的事；而不必过多考虑院外的事情，如家人的安排。

（5）通过评价病情与估计预后，需要修改病前的生活目标，重建现实可行的未来生活目标。以前制定好的工作学习计划或人生安排可能因患病改变，为此要做好充分的心理准备。

二、居家隔离人员

居家隔离人员尚未确诊，往往承担着较大的心理压力。因此，居家隔离人员应积极调整心态，采取应对策略，一方面可减轻不良情绪引发躯体化症状，另一方面有助于自身免疫力提升抗击病毒侵袭。

（1）了解真实可靠的信息与知识。

尽可能地收集一些权威性的资料信息，详细了解疾病的有关信息，对真实的疫情、传染的可能性、疾病对身体的损害及死亡率等有一个清晰的了解，这有助于我们心理的稳定。

（2）正视自身情况，接纳自己出现的不良情绪。

感到恐惧、紧张、烦躁、孤独、委屈、愤怒、自责羞愧、多疑、抑郁等，甚至悲观时产生自责内疚、愤怒时抱怨他人、责怨政府等，都是我们对压力的反应，我们每个人在这时都会或多或少地出现，并且这些都会随着时间的推移而慢慢消退，它们并不说明我们的脑子或身体出了问题，不要因为这些不舒适的感受而过于害怕和不接纳，从而导致紧张情绪的恶性循环，学会与这些症状和平共处、更不要强求自己没有情绪反应、完全做到不紧张。

（3）正视接纳隔离的处境。

隔离者会难受，这是很自然的，但这是为了更好地保护自己、保护他人。我们也要面对他人的有意回避和疏远，或者那些因为过于恐惧病毒而抱怨迁怒于我们的人，这些可能让我们产生自己是"不祥的""令人讨厌的"等不恰当的羞耻感，但我们要理解，别人回避疏远的不是我们这个人，而是具有传染性的病毒。人类与各种疾病、灾难的斗争是永恒的，在每一次的这种斗争中，为了整个社会和大众的利益总会有一些深具责任感的人要牺牲他们的利益、自由，甚至生命。而我们尚在观察期，即使不幸感染那么也有极大可能性治愈。

（4）寻求处理压力的资源。

多与自己的亲人、朋友、同事、组织等沟通，虽然不能面对面，但完全可以通过现代通信手段如电话、短信、电子邮件、网上聊天等，彼此倾诉内心的感受，相互地问候、安慰、支持与鼓励都是有益身心健康的，觉得一个人在面对痛苦时我们会很孤单，感到很多人在和我们共同面对难关时我们就会觉得更有力量。

（5）积极地配合科学有效的治疗。

虽然目前还没有对新型冠状病毒特效的药物，但一定要依从医学的治疗方法，保证足够的营养、维持身体各个系统的功能、预防并发症，而心理上积极乐观地对待疾病的态度也是非常重要的，充分相信并感激我们身体的自我协调及康复的能力。

（6）尽可能多地保留正常生活内容。

隔离对生活的影响常常是多方面的，工作、学习、娱乐休闲、饮食等，但我们应在做好必要的科学的治疗防护措施下尽可能正常生活，一方面使得损失减少到最少，另一方面也会使得情绪尽快恢复，正常地生活才会有正常的情绪。

（7）投身于建设性的事情。

常说"化悲痛为力量"，人们处于痛苦状态时最成熟的方法莫过于将这种痛苦的情绪升华为一种具有建设性意义的动力，一位著名的心理学家在纳粹的集中营里写下了心理的不朽之作，诗人歌德在失恋的日子里完成了"少年维特的烦恼"，病毒让我们遭受疾病和被隔离的痛苦，我们就要更加积极地参与到与病毒的抗争中，努力配合隔离与治疗，在可能的情况下保持工作或创作。

（8）寻找逆境中的积极意义。

可以把隔离当成一次短暂的假期，使我们暂时远离喧嚣的人群，冷静地想想以前没有时间思考的问题、看看想看的书和娱乐节目、听听喜欢的音乐，享受短暂的独处与离别。

（9）善用专业的心理学的帮助。

必要时，可在线咨询自身病情以得到科学合理建议，当自我心理调适困难时亦可拨打心理干预或咨询热线。

三、救助人员

此次疫情中，医务工作者的职责决定了其在这次战役中承担着最重要、同时又是最危险的任务。重压之下，医务人员最常见的反应包括以下几种：

（1）害怕家人亲属为自己担心，因此他们总会想找时间与家人联络，报个平安；当听说家人遇到困难时，也会感到自己没有能为家人多做些事情而难过自责。

（2）由于每天忙于大量的临床工作，身体和心理都会很疲惫。如果信息沟通不畅，会对工作前景感到茫然，认为工作漫长无期，对每天从事临床工作产生悲观厌恶情绪。

（3）当看到患者非常痛苦，自己虽已竭尽全力仍不能挽回其生命的时候，会在心理上出现自我挫败感，认为自己不是一个好医生、好护士，强烈地自责和内疚。

（4）当看到病房里的其他医护人员都在忙着治疗患者时，会感到别人都比自己坚强，认为自己是最脆弱的人，进而不接纳自己的脆弱，不敢承认和表达自己的痛苦情绪，更不想与他人交流，担心说出自己的心情后，会被别人瞧不起，经常是独自一个人来承担痛苦，靠理智和意志来压抑、控制自己的情绪，结果更加感到痛苦和无助。

在上述情况下，医护人员会变得焦虑不安，控制不住地常发脾气，对患者和同事变得缺乏耐心。当遇到患者抱怨时，会感到自己很委屈，不被理解。这些心理反应会在很大程度上影响医护人员的相互配合和工作效率。因此，他们应该及时得到心理辅导与帮助。此时，社会、医院和个人都可以采取一些必要的干预措施来维持良好的心理状态，积极做好心理调适，既可以保持战斗力，又能有效预防心理创伤和应激障碍。

社会和医院可以：

（1）尽可能消除一线医务工作者的后顾之忧，家庭有困难的需要安排志愿者协助其家庭生活，让医务工作者可以安心投入工作。

（2）对于已经在疫情一线工作的医护人员，合理排班，计划在前，让每个人对自己的工作有充分的心理预期，避免临时安排工作；保持适当休息，保证充分的睡眠和饮食。提供不返家的自我隔离的休息区和睡眠区。

（3）对于即将进入疫情一线工作的医护，建议在上岗前进行业务培训的同时，进行应激的预防性晤谈。集体晤谈目的是：公开讨论内心感受；支持和安慰；资源动员；帮助当事人在心理上（认知上和感情上）对应激有所准备。

（4）让医护人员了解对于灾难事件的正常反应，当出现以下征象时，及时提供帮助：交流思想出现困难、难以记住指令、维持平衡出现困难、为小事发生争执、难以做决定、注意范围狭窄、不必要的冒险行为、震颤／头痛／恶心、视野局限／听力模糊、感冒或流感样症状、定向障碍或精神混乱、注意集中困难、无目的动作、容易受挫折、难于解决问题、下班时难以平静下来、拒绝执行命令、拒绝离开现场、增加使用药物／酒精、比平时显得笨拙等。

医护人员也应注意自身状态，及时自助和助人：

（1）允许自己示弱，当感觉到无法承受压力时，请及时对负责领导诉说，按照自己的能力去做事情。也允许自己在悲伤、感动时哭泣，医生护士不是钢铁，也会有情绪，也会有不安、恐惧、焦虑、害怕。要坚定地告诉自己：在这样的重大公共事件里，在这样的严酷的战场上，我有这些情绪是正常的、自然的，等这样的应激事件结束，我会恢复的。千万不能自我贬低，甚至上升到自我价值上，失去对生活的希望。

（2）限制工作时间；喝充足的水，并进食有益健康的食品如新鲜的水果；有可能的话经常离开现场进行短暂的休息。

（3）空余时间进行适当的肌肉放松训练，即逐步紧张及放松各个肌群，让肌肉体会紧张和放松的感觉。或者进行深呼吸训练、冥想、正念等。相关指导语和信息在网上可以查到。

（4）谈论对所见所闻和从事工作的感受；与你的家人和朋友保持联系；与另一同事结伴，这样可以互相监督经受的应激。

（5）如已发生应激症状，转换工作岗位：由高应激岗位转换到低应激岗位，如果行得通的话，从现场转到常规岗位；通过单位进行咨询、寻求帮助。

（6）如果遇到紧急情况，如突然调动岗位、重大人员伤亡事故、某同事死亡、患者死亡、患者自杀等，应请专业人员进行严重事件集体晤谈。

（7）如出现无法入睡、情绪低落、焦虑、心慌等，持续2周不能缓解，影响工作，可找专业的精神心理医生进行诊治。可开展一对一的心理辅导和团体心理辅导。上述心理辅导为防止心理干预人员的感染，可远程进行，如语音、视频、电话等各种方法。

四、普通民众

面对新冠肺炎疫情的不断传播和发展，每个身处其中的普通民众都面对着未知的疾病风险。据报道显示，普通民众对于疫情存在强烈的担忧、恐惧、愤怒等情绪反应，积极情绪明显减少，很多民众甚至由于消极情绪的持续存在和难以摆脱，导致正常生活都受到明显干扰。以下方法能够提高广大普通民众居家自我心理调节能力，从而积极、理性应对疫情。

（1）合理关注疫情，"定时"而非"时时"。

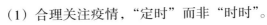

信息管理是对疫情信息处理传统方式的改变，是对疫情及其心理影响的一种调节管理方法。公众从正规渠道了解疫情和相关防护知识信息，采取积极有效的防护措施，做好自我防护。频繁地报道旨在引起重视，但没有必要因此产生恐慌，疾病的实际严重程度不会因报道的频繁而加重。可以设定"信息闹钟"，在一天的时间中，每隔半天，用几分钟来关注疫情信息，其他时间安排运动、工作、家务或者休闲娱乐等日常活动，在掌握疫情的同时，获得正常的休息，愉悦情绪。在必要防护的情况下，丰富且规律的生活能让我们的"心理免疫力"增强，更有力量和信心面对不断变化且未知的风险。

（2）保持社会联系，彼此给予支持。

面对疫情带来的风险，人们经常会感到自己孤立无援，密切的家庭联系和社会支持是"安全感"的重要来源。这时建议多与朋友交流，相互鼓励，沟通感情，加强心理上的相互支持。同时也要注意避免无防护的面谈，鼓励通过电话、互联网、手机短信等方式进行交流，这样可以避免传播新型肺炎。对于弱势人群，如儿童和老年人，尽力给予更多鼓励和生活上的照顾。随着防控时间的延长，彼此的支持能够让我们更持久地应对困境。

（3）监测心理电量，自助先于助人。

面对疫情严重地区的困境，我们有时也会感到挫败或做得不够。建议这部分民众做好"心理电量监测",每隔半天,花费1分钟时间来评估目前的情绪状况(从0到100打分,100表示情绪积极,精力充沛;0表示身心俱疲,情绪严重耗竭)。如果已经出现了耗竭、无助和挫败的情况,请调整施助的节奏和强度,或者休息放松来"充电"。如果自己感受到情绪和身体的异常和不适,请积极求助或就诊,避免持续的投入造成"心理电量"的耗竭。

在日常生活中,要积极地看待生活并积极行动起来,建立良好的生活和卫生习惯。注意良好的饮食,保证睡眠,接纳自己的恐惧、紧张、焦虑等情绪,并采用合理的宣泄方法,不要采取否认、回避退缩、过分依赖他人、指责抱怨、转移情绪等不良应对方式,不要试图通过使用烟酒来缓解紧张情绪,更不要出现发脾气、冲动伤人、自伤自杀等行为。在疫情蔓延势头得到有效遏制时,也不能盲目乐观、放松警惕、疏于防护。

五、儿 童

随着新型冠状病毒肺炎的日益严峻,儿童一定有很多的好奇和不解,为什么计划好的寒假旅游取消了?为什么我出门必须戴口罩?为什么开学时间延迟了?发生的这一切，我们应该找到合适的沟通方法，既不让孩子产生巨大恐惧同时又得到理解和重视。

首先，面对儿童，家长应调试好自我状态，保持情绪稳定和规律有序的生活。孩子常常通过父母的情绪和行为来观察和体验这个世界，因此家长应及时觉察和调节自己的焦虑恐惧，在孩子面前尽量呈现出稳定、积极而有力量的一面，这帮助孩子建立安全感。父母可以有意识地安排一些学习、室内锻炼、家务劳动、亲子游戏等，帮助孩子调节生活作息，合理科学地分配时间，增加亲人之间的情感交流，为孩子带去信心和安全感。

其次，家长应该接纳孩子在当前境况下的情绪反应，更耐心地为他们解释外面世界发生的危险，以他们能理解的方式和语言去传递信息。家长可以鼓励孩子以他们习惯的方式表达自己的想法及情绪感受，帮助孩子识别和命名"害怕、恐惧、开心"等各种情绪；通过绘画涂鸦的方式帮助孩子表达内心的感受，允许孩子哭泣和表达恐惧，帮助他们认识到害怕和恐惧是正常的情绪反应。还可以借助讲故事、玩游戏的方式，帮孩子理解病毒、生病这些概念，学习用正确的态度去面对，增强意识养成好习惯，并更加理解爸妈的各种决定。

疫情肆虐的特殊时期，家长可能需要花更多的时间陪伴儿童，给予爱和照顾。

第六章

新型冠状病
毒肺炎防护
的营养运动
建议

一、普通民众的运动和营养支持

（1）每天摄入高蛋白类食物，包括鱼、肉、蛋、奶、豆类和坚果，在平时的基础上加量，不吃野生动物。

（2）每天吃新鲜蔬菜和水果，在平日基础上加量。

（3）适量多饮水，每天不少于1500ml。

（4）食物种类、来源及色彩丰富多样，每天不少于20种食物；不要偏食，荤素搭配。

（5）保证充足营养，在平时饮食的基础上加量，既要吃饱，又要吃好。

（6）新型冠状病毒肺炎流行期间不要节食，不要减重。

（7）规律作息及充足睡眠，每天保证睡眠时间不少于7小时。

（8）开展个人类型体育锻炼，每天累计时间不少于1小时，不参加群体性体育活动。

（9）新型冠状病毒肺炎流行期间，建议适量补充复方维生素、矿物质及深海鱼油等保健食品。

（10）饮食不足、老人及慢性消耗性基础疾病患者，建议增加商业化肠内营养剂（特医食品），每天额外补充不少于500大卡。

二、普通型肺炎或肺炎康复期的运动和膳食管理

坚持合理膳食，通过均衡营养提高自身抵抗力。参照中国营养学会发布的《中国居民膳食指南（2016）》，开出营养"处方"。在目前的特殊情况下，一般人群也适用以下条目。

（1）谷薯类食物要保证，每天应摄入 250～400g，包括大米、小麦、玉米、荞麦、红薯、马铃薯等。

（2）优质蛋白质类食物要充足，包括瘦肉类、鱼、虾、蛋等，每日 150～200g 蛋白质食物，奶类、大豆类食物要多选，坚持每天一个鸡蛋。

（3）多吃新鲜蔬菜和水果，每天超过 5 种，最好 500g 以上。其中一半为深色蔬果类。

（4）适量增加优质脂肪摄入，包括烹调用富含 n-9 脂肪酸的植物油和硬果类多油性食品如花生、核桃等，总脂肪供能比达到膳食总能量 25%～30%。

（5）保证充足饮水量，每天 1500～2000ml，多次少量、有效饮水；可以饮温开水或淡茶水。饭前饭后菜汤、鱼汤、鸡汤等也是不错选择。

（6）不要接触购买和食用野生动物；注意厨房食物处理生熟分开，动物食物要烧熟、煮透；家庭用餐，实行分餐制或使用公勺、公筷等措施，避免与家人相互传染。禁烟酒，避免辛辣刺激食物。

（7）新鲜蔬菜、水果以及坚果等植物作物中富含B族维生素、维生素C、维生素E等，具有较强的抗氧化、调节免疫作用，应注意补充。也可适量添加营养素补充剂。

（8）大豆及制品、蘑菇类食物、枸杞、黄芪等食物中含有黄酮、甜菜碱等抗氧化物质，瘦肉中含有丰富的蛋白质、左旋肉碱，都有助于增强抵抗力。

（9）食欲较差进食不足者，应注意补充B族维生素和维生素C、维生素A、维生素D等微量营养素。

（10）保持适量户外活动（不参加集体活动），增加光照时间。